| 心灵花园·沙盘游戏与艺术心理治疗丛书 |
主编　申荷永

沙盘游戏
心灵的默默耕耘

Sandplay
Silent Workshop of the Psyche

[美]　凯·布莱德温（Kay Bradway）　　　　著
　　　巴巴拉·麦肯德（Barbara McCoard）

张　敏　江雪华　范红霞　译

中国人民大学出版社
·北京·

"心灵花园·沙盘游戏与艺术心理治疗丛书"编委会

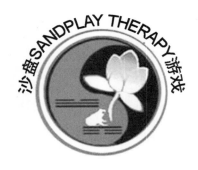

华人心理分析联合会

华人沙盘游戏治疗学会 策划出版

广东东方心理分析研究院

澳门基金会（澳门城市大学心理分析与沙盘游戏研究项目）

广州市教育科学"十一五"规划课题（项目编号10C034） 资助与支持

主编：申荷永

顾问：Ruth Ammann(瑞士)　Harriet Friedman(美国)

编委：刘建新　高　岚　范红霞　张　敏　陈　侃

　　　王求是　李江雪　李春苗　江雪华　冯建国

　　　徐维东　蔡成后　项锦晶　柳蕴瑜　宋　斌

　　　Eva Pattis Zoja　Paul Kugler　Rie Rogers Mitchell

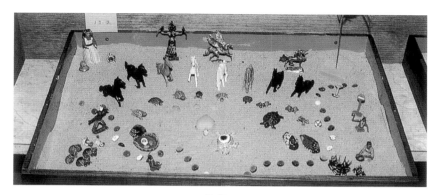

沙盘 1

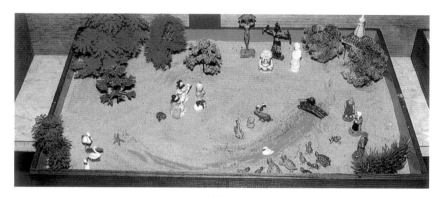

沙盘 2

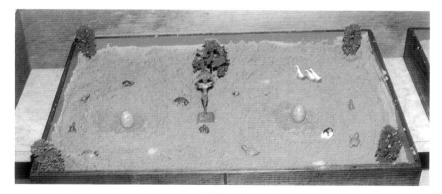

沙盘 3

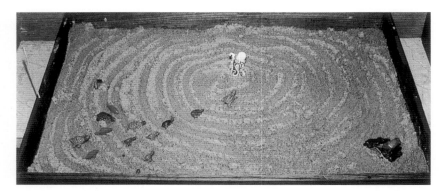

沙盘 4

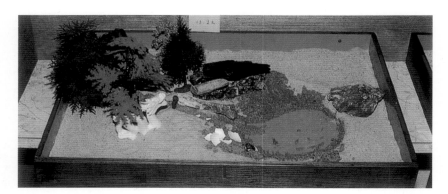

沙盘 5

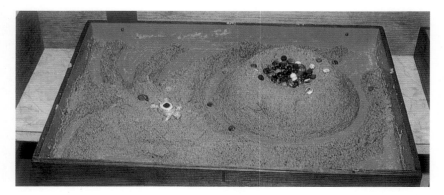

沙盘 6

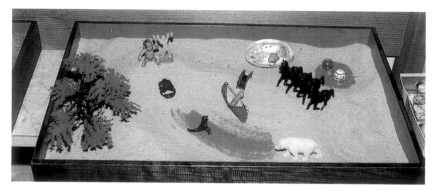

沙盘 7

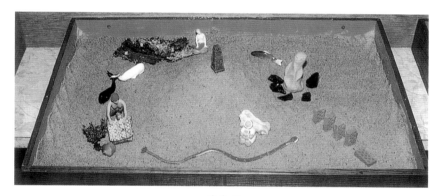

沙盘 8

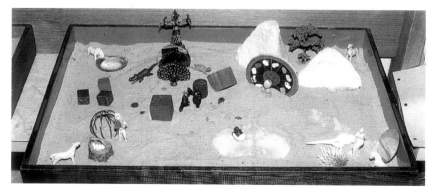

沙盘 9

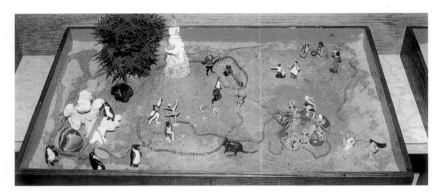

沙盘 10

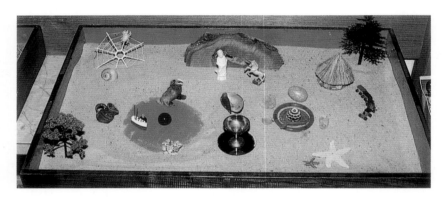

沙盘 11

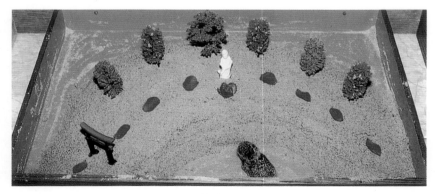

沙盘 12

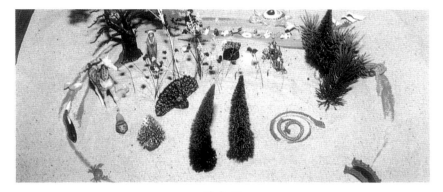

沙盘 13

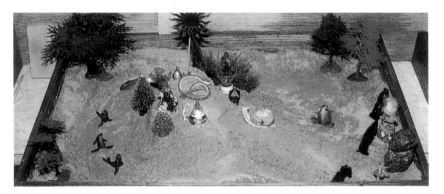

沙盘 14

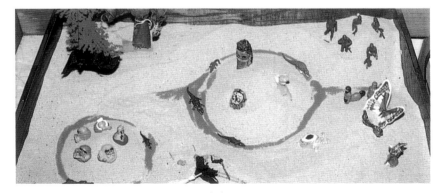

沙盘 15

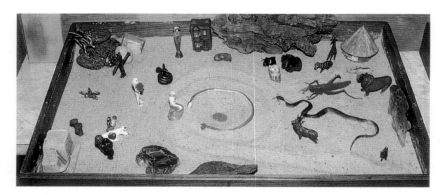

沙盘 16

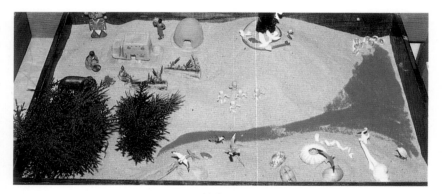

沙盘 17

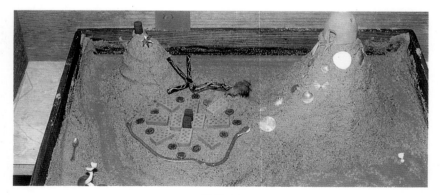

沙盘 18

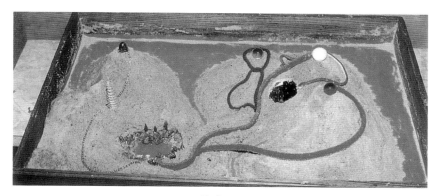

沙盘 19

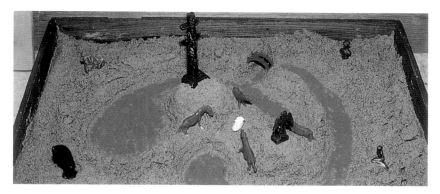

沙盘 20

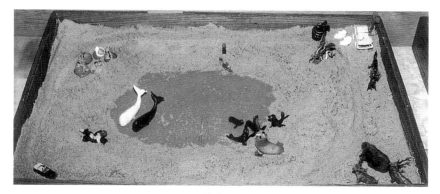

沙盘 21

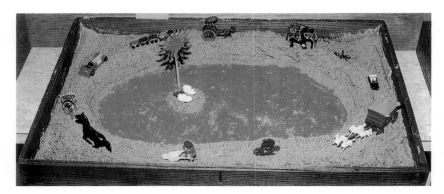

沙盘 22

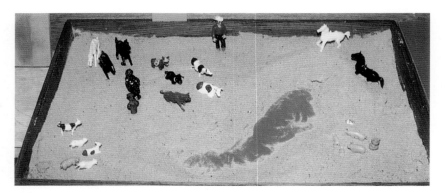

沙盘 23

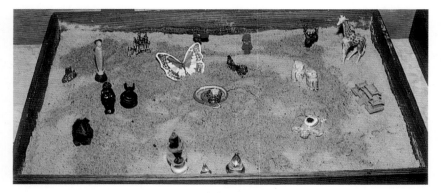

沙盘 24

总　序

　　"一沙一世界，一花一天堂。手中拥有无限，刹那便成永恒。"威廉·布莱克这首《天真的预兆》（*Auguries of Innocence*），是沙盘游戏与艺术心理治疗的写照。在我们看来，艺术关乎心灵，艺术中包含着人类古朴的心智，沙盘中展现出美妙的心灵花园，这便是沙盘游戏与艺术心理治疗的生动意境。把无形的心理与心灵以某种适当的象征性方式呈现出来，从而获得治疗与治愈、创造与发展以及自性化的体验，便是沙盘游戏与艺术心理治疗的无穷魅力和动人力量之所在。

　　"心灵花园·沙盘游戏与艺术心理治疗丛书"是国内首次系统介绍沙盘游戏的一套著作，在国际分析心理学会（International Association for Analytical Psychology，IAAP）、国际沙盘游戏治疗学会（International Society for Sandplay Therapy，ISST）、华人心理分析联合会（Chinese Federation for Analytical Psychology，CFAP）、华人沙盘游戏治疗学会（Chinese Society for Sandplay Therapy，CSST）、广东东方心理分析研究院、澳门基金会、澳门城市大学心理分析研究院的支持下完成。丛书的缘起始于 2002 年第二届"心理分析与中国文化国际论坛"，哈里特·弗里德曼（Harriet Friedman）和伊娃·帕蒂丝·肇嘉（Eva Pattis Zoja）等国际著名沙盘游戏治疗师以"沙盘游戏治疗"为主题，在广州珠岛宾馆做了三天的会前工作坊，开始了国际沙盘游戏治疗学会在中国的正式培训。

　　2003 年，在美国西雅图第 17 届国际沙盘游戏治疗大会期间，国际沙盘游戏治疗学会及美国沙盘游戏治疗师协会（Sandplay Therapists of America，STA）的主要负责人专门组织了"沙盘游戏在中国的发展"研讨，其中就确定了本丛书的选题和工作计划以及丛书编委会的组成。作为丛书主编，很荣幸能邀请到凯·布莱德温（Kay Bradway）、黑格曼（Gretchen Hegeman）、哈里特·弗里德曼、茹思·安曼（Ruth Ammann）、伊娃·帕蒂丝·肇嘉、瑞·罗杰斯·米切尔（Rie Rogers Mitchell）、乔西·考宁汉（Joyce Cunningham）等加入我们的工作。

　　选入丛书的作品，都是沙盘游戏治疗的经典作品，包括哈里特·弗里德曼和瑞·罗杰斯·米切尔的《沙盘游戏：过去、现在和未来》、茹思·安曼的《沙盘游戏中的治愈与转化：创造过程的呈现》以及伊娃·帕蒂丝·肇嘉的《沙盘游戏与心理疾病的治疗》等。丛书中译著的译者队伍基本上由心理分析与沙盘游戏方向的博士和硕士组成，他们都具有沙盘游戏的实践体验，都参加过国际沙盘游戏治疗学会认可的专业培训。

　　沙盘游戏从创意的产生到正式创建，再到国际学会的成立及在全世界具有广泛影响，几乎已有了百年的历史，在百年的历程中也获得了自身的发展与成熟。在我们的理解中，沙盘游戏不仅是心理分析的重要方法和技术，也是心理分析理论的重要发展。在中国文化的基础上，我们曾把心理分析的目标阐释为三个层面：安其不安与心理治疗、安其所安与心理教育和安之若命与心性发展，三者合而为一方为完整的心理分析。沙盘游戏也是如此，它不仅是一种心理治疗的方法，能够广泛地适用于诸多心理疾病的治疗，也是一种心理教育的技术，能够在培养自信与人格、发展想象力和创造力等方面发挥积极的作用；同时，以整合意识与无意识为目标的沙盘游戏，可以促进自性的成长和心性的发展，从而获得真实的自性化体验。

申荷永

华人心理分析联合会会长

华南师范大学、澳门城市大学教授

国际分析心理学会心理分析师

国际沙盘游戏治疗学会沙盘游戏治疗师

2014 年 8 月

序　一

耕耘与收获，来自心灵的礼物

《沙盘游戏：心灵的默默耕耘》，这是我们为凯·布莱德温和巴巴拉·麦肯德合著的名作 *Sandplay*：*Silent Workshop of the Psyche* 所起的中文名字。关注内在的心灵，而非单纯认知层面的心理，是沙盘游戏治疗的重要特色。沙盘游戏治疗创始人多拉·卡尔夫（Dora Kalff）的奠基著作《沙盘游戏：治愈心灵的途径》（*Sandplay*：*A Psychothera-peutic Approach to the Psyche*），表达的是同样的心灵意义。

英文的"心灵"（psyche），本来是"心理学"（psychology）的词根或本义所在。只是人为的迷茫，让我们只知道头与认知的心理，而忽视了内在心灵的存在。而当代人的许多心理疾病或行为与精神症状，不管是表现在个体身上还是呈现在社会与文化层面，从某种程度上说都是为此"忽视"所付出的代价。心病仍须心药医。沙盘游戏便是与此有关的心药。正如卡尔夫所说，这是心灵的治愈，其中包含着心灵治愈的途径；正如凯·布莱德温的理解，这是心灵层面的耕耘，其中包含着心灵治愈的方式与工作。

沙盘游戏治疗是荣格心理分析的一种发展。卡尔夫既是沙盘游戏治疗的创立者，也是资深的荣格心理分析师，其内含的技术与基本的理论和原理，则是荣格分析心理学与中国文化的结合。凯·布莱德温既是国际沙盘游戏治疗学会和美国沙盘游戏治疗师协会的主要奠基者，同样也是资深的荣格心理分析师，曾任美国旧金山荣格学院的院长。我曾随凯·布莱德温学习沙盘游戏治疗，她是我的沙盘游戏老师，美国旧金山湾区的许多沙盘游戏治疗师都是她带出来的学生，她也曾为我们的《沙盘游戏：理论与实践》撰写序言，一直支持沙盘游戏治疗在中国的发展。我曾问凯·布莱德温，她是如何被沙盘游戏吸引的。凯说，她曾与卡尔夫一起，进行有关的临床个案讨论。卡尔夫呈现了一个沙盘游戏的个案，沙盘中的情景是如此的生动，一草一木、一树一石，所有的沙具都栩栩如生，都在尽情地述说……其中所包含的是自我治愈的发生，以及神奇的力量。这便是沙盘游戏对凯·布莱德温的最初的吸引。那是在1962年，正是沙盘游戏初创的时刻。

《沙盘游戏：心灵的默默耕耘》凝聚了凯·布莱德温作为荣格心理分析师和沙盘游戏治疗师的经验与智慧。巴巴拉·麦肯德是作为提问者出现的，所有的回答均由凯·布莱德温做出。全书分为四大部分。第一部分集中于沙盘游戏的原理与操作；第二部分主要介绍象征及其意义；第三部分由个案及其分析组成；第四部分是附录，其中包括凯·布莱德温对于撰写沙盘游戏个案报告的建议，以及一首反映沙盘游戏治疗及其意义的诗篇。从沙盘游戏治疗的起源和本义，到对沙盘游戏治疗原理的理解与阐释；从最基本的沙盘游戏操作，到治疗过程中的复杂演变；从经典的移情到共同移情；从症状的治疗到治愈的发生……凯·布莱德温为我们逐渐呈现，循序渐进，引人入胜。书中包含着许多原创的思想和理论。共同移情（co-transference）是凯·布莱德温对于经典移情理论和实践的发展，共情（empathy）与信任（trust）是对于卡尔夫"自由与保护"（freedom and protection）的补充，从心灵层面来呈现沙盘游戏的治愈与发展，倾注了凯·布莱德温的理想与追求。

我是在完成荣格心理分析师的训练之后学习沙盘游戏治疗的，当时凯·布莱德温已经退休，但仍然接受了我作为她的学生。她在旧金山北面索萨利托（Sausalito）的山上有一栋美丽的房子，依山傍水，景致怡人。每次学习都给人留下深远的记忆。凯·布莱德温喜欢中国文化，每次也总是问我一些有关《易经》和道家哲学的问题。当我结合沙盘游戏来解释庄子所描述的"得心应手""得意忘象""感应心法"的时候，凯·布莱德温流露出天真的神态、会心的笑容。两年的时间，我常常穿越金门大桥，来往于索萨利托与我在莫瑞纳海湾的住所之间。为了答谢老师，我曾下厨做饭。自知厨艺有限，我曾说要请她去旧金山最好的中餐馆吃饭。凯·布莱德温说她很喜欢中餐，但最喜欢的还是我做的地道的中国人的饭。2001年，我们作为学生，曾在旧金山荣格研究院为凯·布莱德温的九十岁生日举办了一场生日晚会。我的同学劳瑞·考宁汉（Lauren Cunningham）最后搬出了她所准备的生日礼物，那是一个很大的箱子，打开后大家看到，里面是《沙盘游戏治疗杂志》（*Journal of Sandplay Therapy*）自创刊以来的各期杂志。劳瑞·考宁汉曾任该杂志主编长达10年，而这份杂志也正是由凯·布莱德温创办。这特殊的生日礼物蕴含着凯·布莱德温所倾注于沙盘游戏治疗事业的心血与热情，见证了她的耕耘与收获。

沙盘游戏：心灵的默默耕耘

记得晚会结束的时候，院长约翰·毕比（John Beebe）想让凯·布莱德温谈一下九十岁生日的感受，以及给予大家祝福。凯·布莱德温接过话筒，慈祥而深情地说："你们真的想知道九十岁生日的感受吗？"大家一阵欢笑，"当然啦，快说吧！"这时，凯·布莱德温微笑着说："那么，等你们到了九十岁的时候，你们自然就会知道了。"大家报以开心的笑声。凯·布莱德温接着说："那么，我给大家的祝福，就是在将来的某一天，都会有九十岁的生日晚会。"当时的我，想到的是庄子的逍遥游，是一种心情的转化与超越、一种心灵所能达到的境界。作为凯·布莱德温的学生，对我来说，沙盘游戏如同心理分析，如同以心为本的心理学，其本身便是一种境界——一种心灵的境界。通过《沙盘游戏：心灵的默默耕耘》，我们也在收获，这是一份来自心灵的礼物。

申荷永

2022 年 12 月 3 日于麓湖

序 二

    本书关切的是治愈的过程——更为具体一点，本书关切的是凯·布莱德温在沙盘游戏中找到的一种途径，以涵容并促进其来访者的治愈过程。与其他许多强调个人的治愈和成长过程的人本主义心理学著作有所不同，本书重视的不仅仅是情感的流露，这种情感流露必须用尊重、共情和不加评判的态度来倾听，才能以独特的方式朝向更宏大的人类表达这一目标发展；本书还聚焦于顺其自然而选择出的意象序列，从而为沙盘游戏历程中的各个阶段带来了素材层面以及象征层面的浓度。在这一点上，布莱德温博士主要强调的是荣格流派的倾向，因为在论述有关生命能量的流向（the current of life energy，即心理学家所称的过程）时，她认为意象与情感同等重要。但是，与许多甚至大多数的荣格心理分析师不同的是，她不是一个原型意象的阐释者。原型意象的阐释者致力于发展一种有效的关于无意识意象的阐释学。而她的方法是珍视和抱持在沙中出现的意象，这一意象是来访者从数量众多的沙具中挑选出来而创建的，用以表达其情感的状态；同时，让这一意象在她与来访者之间自然呈现，不加过多评述。她首要的兴趣在于尊重这一事实，即是这一意象而不是其他的意象呈现在沙盘当中，由此，这一意象也成了希望通过沙盘游戏来为心灵的目标寻找方向的来访者的个体命运的一部分。尽管所呈现的意象可以用来进行诊断，或者作为各种创造性的心理治疗干预的出发点，但是正如她和麦肯德博士在"背景与反思"部分所解释的，布莱德温博士整体的治疗技术就是一种"欣赏"的方法。正是其珍贵的欣赏他人象征性过程的能力，赋予了本书独具特色的闪光之处。

    深度心理学已结束其治疗应用的第一个完整的世纪，进入了一个新时代。这一新时代以尊重自性的选择（choices of self）为主要特征。来访者转身走向摆放各种小物件的沙具架，从中选取一些沙具，摆放在沙盘中，为有时稍显抽象的自性—客体（self-object）这一概念赋予了可触及的有形的意义；来访者在告诉我们，正是这些沙具——这只海龟或这座桥，那个女巫或那口井，或是那只在用手挖出的水池边喝水的动物——是自性不可或缺的积淀。在布莱德温和麦肯德的笔下，似乎我们的领域已经明了这一事实；然而对于这一事实，自性心理学却是在殚精竭虑地向临床医学努力传达，因为临床医学习惯于把象征的选择视为防御、补偿或神经质的行为，除了对其进行极为小心谨慎的揭示之外，认为其并无其他用途。像荣格和多拉·卡尔夫一样，凯·布莱德温也是静静地待在那里，让象征性的事件发生。我们会有这样的感觉：她真的乐于向病人学习。或许这也是为什么向她学习能让我们深受启发。

约翰·毕比（John Beebe）

前　言

　　贯穿全书的"我"是凯的声音。巴巴拉重点关注的是行文的清晰流畅与美感。她甘居幕后，是提出问题和发表评论的那一个，对书中内容进行重新编排与修订，调整段落并对语句进行细致修饰。"我"很高兴地承认，没有我们共同的工作，本书不可能出版。我们为完成本书共同承担责任。

　　下面稍稍谈一下"那时"和"现在"。不难发现，我有点自相矛盾。可以明确的一点是，与我师从多拉·卡尔夫学习沙盘游戏，以及从20世纪60年代开始采用沙盘游戏疗法的时候相比，我现在看待沙盘游戏的方式是不一样的。我最初使用沙盘，只是作为对儿童进行诊断评价的一部分。之后，当我在治疗中采用沙盘游戏时，与现在相比，我在治疗过程中所说的话要多得多，我在进行言语治疗时也是如此。当沙盘中的场景摆完之后，我会就一些沙具提出问题并做出评论，我在进行梦的分析时也会这样做。与现在相比，那时我与沙盘游戏者一起回顾沙盘场景的时间要更早一些，通常是在沙盘游戏还在进行时就开始回顾沙盘了。那时，我对沙盘场景的解释也更多。大多数情况下，我会改变我早期写作的内容，从而使它们与我最近的观点相一致，我希望这是使用沙盘游戏更有助益的方法，当然并不完全如此。而且我也确信，我仍在改变，我希望如此。这就意味着，当我每一次回顾我所讲过的话时，我总会做一些补充或修正。我的观点、我的建议不断在发展。我们都在持续不断地从自己的经验当中学习，向他人学习。

　　另一点需要指出的是早期使用的沙盘。本书探讨的早期的几幕沙盘场景，是在正方形的红色沙盘里做的，沙盘四周的边框也不是蓝色的。后来我才理解到，这并不是正规的多拉·卡尔夫的沙盘尺寸，于是我把它换成了现在大家所熟悉的长 28.5 英寸、宽 19.5 英寸、高 2.75 英寸的长方形沙盘。沙盘的底部特意漆成蓝色，但四周边框不是蓝色。再后来，当我开始使用四周边框也漆上蓝色的沙盘时，我发现沙盘里的场景更频繁地呈现三维的效果。

　　非常幸运的一点是，当我开始采用沙盘游戏来工作时，我用的是旧金山荣格研究院里的沙盘游戏室，还有里面成套的沙具。获得我自己的成套沙具，是我投入沙盘游戏工作当中前进的一大步。而且我发现，让沙盘游戏者使用治疗师亲自挑选的沙具，确实会有不一样的地方。

由于书中所包含的插图数量有限，对于一些沙盘场景，我们通过语言来描述。我们采用了这种变通的办法，而不是把整个个案全部删除，这也使我们能够把剩余个案所有沙盘场景的插图都包含在内。书中第三部分的一些个案研究在更早的版本中已经发表，其中有更完整的图片资料，可以通过后面的"致谢"和"参考文献"查找。此外，有一些情形是，某些沙盘场景会在多个章节中用到，因此当我们讨论某一特定场景时，会提到前面章节中的图片。在"杰姆"和"厄休拉"的案例中尤其可以看到这一点。

彩色沙盘图片的使用能够更好地呈现沙盘的场景，但把这些图片放在与它们相关的文本相隔数页的地方也是必要的。我们希望，也相信我们的读者能够适应这种不便，同时与我们一起真诚地感谢出版商，能够在书中加入数量如此之多的图片，比之前出版的任何一本有关沙盘游戏的书都多。

沙盘游戏：心灵的默默耕耘

致　谢

我们期盼能够向为撰写本书提供帮助的每一个人致谢。然而，要向为完成本书做出过贡献的人都表示感谢显然是不太可能的。有时候，仅仅是交谈中的一句话，也能像一系列完整的讲座一样，贡献巨大。

首先，我要向我的沙盘游戏老师和朋友多拉·卡尔夫表达深切的感谢；不仅要感谢她的教诲，还要感谢她对待我的工作的态度。她总是鼓励我，尊重我阐明自己想法的尝试。与此同时，她还与我分享她的智慧和经验。

向我提供帮助的同行不计其数，有一些是对本书的出版有特殊的贡献，还有一些则是提供了本书所需的材料。我会提及一些名字，但不可避免会有所遗漏。我要特别感谢的是埃斯特尔·温瑞布（Estelle Weinrib），她会与我一起观看我的沙盘游戏图片，并分享她的沙盘游戏图片，不知疲倦。只要我们有时间在一起，我们中的一个就会问："我们能看看图片吗?"然后就会拿出投影仪和投影屏，一起观看和讨论。

我还想对国际沙盘游戏治疗学会的其他创立成员表达深切的感激之情，除埃斯特尔之外，还有 Cecil Burney，Paola Carducci，Kazumiko Higuchi，Martin Kalff，Hayao Kawai，Kaspar Kiepenheuer，Chonita Larsen，Sigrid Lowen-Seifet，Andreina Navone，Joel Ryce-Menuhin 和 Yashuhiro Yamanaka。连续几个夏天，我有幸与他们在多拉·卡尔夫家中会面，互相分享沙盘游戏过程的幻灯片。

其他的同行也在各个方面向我提供了帮助，包括：Kate Amatruda，Ruth Ammann，Nessie Bayley，Ann Bernhardt，Lauren Cunningham，Lucia Chambers，Harriet Friedman，Florence Grossenbacher，John Hood-Williams，June Matthews，Bonnie McLean，Karen Signell，Janet Tatum 和 Barbara Weller。

我还受惠于葆拉·金布罗（Paula Kimbro），她把我关于沙盘游戏的讲演制作成精美的录像，其中的一些内容也包含在了本书中。

在准备参考书目时，我曾与旧金山荣格研究院的迈克尔·弗拉纳金（Michael Flanagin）（ARAS）和玛丽安娜·摩根（Marianne Morgan）

（图书馆）多次磋商，他们总是乐观开朗。我还要感谢研究院的奖学金委员会为我提供了慷慨的赞助，以便我能处理如此之多的图片。

我还要向约翰·毕比表达真切的感激之情，从我初次提及要写作本书，直至完成本书，他一直都在，一直给予我温暖的鼓励。

本书使用了我之前发表的一些文章的部分内容，或编辑过的版本。我想向那些许可我使用经过修订的素材的出版商表示感谢：感谢旧金山荣格研究院，许可我使用《沙盘游戏中的桥梁与超越功能》（*Sandplay Bridges and the Transcendent Function*）和《沙盘游戏研究：起源、理论与实践》（*Sandplay Studies：Origins，Theory and Practice*）中的两个章节的内容，一章是"一位女性通过沙盘游戏的自性化"（本书中的"艾达"），另一章是"儿童沙盘游戏世界的发展阶段"；感谢《沙盘游戏治疗档案》（*Archives of Sandplay Therapy*），许可我使用"45 岁女性的沙盘游戏旅程"（"伊尔萨"）；感谢《艺术心理治疗》（*Art Psy-chotherapy*），许可我使用"心理治疗中的沙盘游戏"的内容（"艾琳"）；感谢《沙盘游戏治疗杂志》，许可我使用"沙盘游戏治疗中的移情与反移情"（"共同移情"与"艾美"）、"准备面对死亡的沙盘游戏"（"黛比"）、"沙盘游戏中的太阳与月亮"以及"沙盘游戏中的圣门和转化的体验"的内容；感谢 Daimon Verlag 出版社，许可我使用《分裂世界中的阴影原型》（*Archetypes of Shadow in a Split World*）中的"是什么在发挥作用"。

同样还要感谢的是许可我大量引用下列著作的内容的出版商：埃斯特尔·温瑞布的《自性的意象》（Estelle Weinrib，*Images of the Self*，1983，Boston，MA：Sigo）；乔尔·莱斯-梅纽因的《荣格学派沙盘游戏疗法：奇妙的心理治疗》（Joel Ryce-Menuhin，*Jungian Sandplay：the Wonderful Therapy*，1992，London：Routledge）；茹思·安曼的《沙盘游戏中的治愈与转化》（Ruth Ammann，*Healing and Transfor-mation in Sandplay*，1991，Chicago：Open Court）。

感谢普林斯顿大学出版社许可引用《荣格全集》中的几段引语；感谢杰克·鲁德洛（Jack Rudloe）许可引用其著作《海龟的时间》（*Time of the Turtle*）中的几个段落；感谢山中康裕（Yasuhiro Yamanaka）许可使用国际沙盘游戏治疗学会创立会员的合影。

最诚挚的感谢致与我一起进行沙盘游戏的人们。他们是我的良师。特别要感谢那些许可我在研究和出版中使用他们的沙盘游戏素材的人们。没有他们的奉献，本书就无法成型。他们赋予了本书生命。我向他

沙盘游戏：心灵的默默耕耘

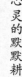

们每一个人致以深切的谢意!

最后，我要感谢的是与我相伴六十余载的丈夫布莱德（Brad），对于我所有的计划，他总是一如既往地鼓励我、支持我。在本书中，他负责图片部分，把图片组织好，并予以详尽细致的介绍。他的贡献不止于此，还体现在其他方方面面，缺一不可。

目　录

沙盘游戏：心灵的默默耕耘

导　言

　　我起初被荣格心理学和沙盘游戏疗法吸引，是因为我感受到它们都接纳并珍视个体的差异，而不是强调对人们的评判。我曾接受美国传统的心理学教育。传统的心理学教育重视测验，以评估一个人是否在各种范畴比其他人更优或更劣。而荣格心理学只有一项测验，即字词联想测验，对此我感到比较安心，而且字词联想测验仅仅用于识别某个人所拥有的情结，不会评判它们是好的情结还是坏的情结。此外，荣格的心理类型理论基于人们在人格类型方面天然有差异这一原则，不会认为某一类型优于其他类型。

　　我第一次与多拉·卡尔夫的沙盘游戏相遇是在 1962 年，当时在旧金山与荣格心理分析师共同举办的联席会议上，她做了讲演。她展示了一个儿童所制作的沙盘场景的照片，几乎没有做任何评论。这些沙盘场景"在为它们自己说话"。我已记不起那个个案，但我记得我有一种释然的印象。有这样一种治疗方法：治疗师大体上身处沙盘游戏的过程之外，让自我治愈的过程得以发生，这一过程由儿童自己的心灵而不是由治疗师来引导。

　　这就是我把沙盘游戏视为心灵耕耘的地方这一观点的开始。我开始把它视为一种游戏工作。犹如我们谈论家务工作、办公室工作一样，为何不能称之为游戏工作呢？在游戏中工作。

　　这一概念最初容易与儿童联系在一起。毕竟沙盘游戏起源于一位父亲，他观察到自己的两个儿子在玩一些小模型时"解决"了问题。游戏作为一种针对儿童的治疗形式，50 多年前首次采用时，是更容易被接纳的。但是，游戏作为一种治疗方法用于成年人呢？！大多数成年人会认为其不够严谨，因此会置之不理。事实上，早期形式的沙盘游戏只用于儿童。我不认为玛格丽特·洛温菲尔德（Margaret Lowenfeld）曾把沙盘游戏用于成年人。而多拉·卡尔夫关于沙盘游戏的著作的第一版，用的副标题就是"儿童心灵之镜"（*Mirror of a Child's Mind*）。

　　当成年人第一次来到我的办公室，看到我设置的沙盘游戏摆设时，他们通常会评论道："噢，你会给儿童做治疗。"当我解释成年的病人也会做沙盘游戏时，他们很难把我的话当真。但当成年人自己做沙盘游戏时，他们不会再惊讶。他们体验到沙盘游戏是有作用的——它通常是在默默地发挥着作用。我认为，我们都知道，这是心灵在默默耕耘。

本书主要以我自 20 世纪 70 年代中期以来所做的关于沙盘游戏的口头和书面的报告为基础。我最早的关于沙盘游戏的报告是 1975 年在多拉·卡尔夫位于昭里孔（Zollikon）的家中所做的，当时我们每周一的早上会有一次研讨会，我报告的内容是家庭主妇与职业女性之沙盘比较。在一个小时的研讨时间里，我向她展示了有关这一研究的一些图片。她的鼓励让我有所作为，之后她又邀请我来做报告。她给了我自由和受保护的空间，这也正是沙盘游戏治疗的特征。

本书分为三个部分。第一部分呈现了我个人关于沙盘游戏形成的历史性回忆，并尝试说明是什么使沙盘游戏发挥作用。无论从我个人的沙盘游戏过程来看，还是从其他许多人的沙盘游戏过程来看，毫无疑问，沙盘游戏的确是有效的。但我属于好奇心比较重的类型，我想知道沙盘游戏为什么会发挥作用、如何发挥作用。同时，我记起了我曾经做过的一个梦：

> 我从暗处走来，我展开的裙子里装着上百个小沙具，我看不清它们；我朝着明亮的地方走。当我走向光明的时候，沙具不断从我的裙子中掉落，直到最后，一个都没有留下来。

在我们的心理治疗工作中，有一些魔法是不能完全带进意识的。

第二部分介绍了我对我们在沙盘游戏中看到的一些象征的理解，其中有三个特殊的沙具，我对它们做了更为广泛的研究：海龟、桥梁和鸟居（或曰日本的神圣之门）。这一部分还探讨了两个较为抽象的象征概念，对于观察沙盘场景有帮助：一个是赫斯提（Hestia，希腊炉灶女神）式的家庭主妇与雅典娜（Athena，希腊智慧与艺术女神）式的职业女性之间的差异；另一个是不同年龄儿童的发展阶段的差异。

第三部分呈现了十个深度研究的个案。其中一些已经在其他地方发表了早年的版本，本书重新进行了修订。我认为这部分是本书最重要的章节。多拉·卡尔夫教导的方法是从容地展示个案的沙盘游戏场景，强调正在被我们体验到的东西。这是我学习沙盘游戏的方法，也是我一直在学习的方法。

关于附录，我还要稍作说明。我在这个部分增加了"关于终期个案报告，我期待什么"的内容，因为那些撰写终期个案报告的治疗师经常会问，在评价他们的报告时，阅读者有哪些期待。在几年的时间里，我制定并修订了我个人认为重要的书目（这并不是官方的书目）。最后的几行字，是我早期在接受分析时写给自己的。

第一部分

背景与反思

第一章　背景与反思引介

　　第一部分的第二章介绍了什么使沙盘游戏发挥作用。第三章主要回顾了沙盘游戏的起源以及我自己是如何开始使用沙盘游戏的，同时还回忆了国际沙盘游戏治疗学会和美国沙盘游戏治疗师协会的创立。第四章选取了我特别欣赏的三位作者在新近出版的著作中就沙盘游戏的理论和实践所做的探讨，并进行了比较。第五章审视了荣格学派心理分析与沙盘游戏治疗的相似之处及差异。第六章解释了我为什么倾向于使用"共同移情"（co-transference），而不使用稍欠精确的"移情与反移情"。

　　接下来的几章阐述了我"不时"对沙盘游戏从不同角度进行的反思，包括沙盘游戏的语言和对沙盘游戏的评价。

　　第一部分的最后几章呈现了我更多的关于治疗师的角色以及沙盘游戏过程"如何进行"的想法，并强调了共情的重要性。第一部分的最后一章介绍了我尝试理解沙盘场景时记在脑海中的四个关键领域：水平、阶段、顺序和主题。

第二章　沙盘游戏治疗如何发挥作用

　　在沙盘游戏中，是什么使病人与治疗师同时体验到它有如此大的力量呢？装在一个长 28.5 英寸、宽 19.5 英寸、四周边框和底部都是蓝色的沙盘中的沙子，一些水，成套的沙具，还有类似"在沙盘中做你想做的"的指导语，竟能如此有效地促进治愈与成长，到底是什么在起作用呢？

　　沙盘游戏是一种积极想象的形式，但是沙盘游戏中采用的意象是具体的、有形的，而不是看不见的、无形的。就像梦中的场景一样，沙盘游戏中的场景是由一系列的人物与行为组成的，但是与梦又有所不同。在梦的情况中，病人要先记住梦的内容，再报告给治疗师，然后治疗师把它内化为可视的意象；而沙盘游戏的场景，是治疗师和病人即时可见的。而且沙盘游戏，当然，是在游戏；但是，不像那些自发的游戏，它有明确的时间和空间的界限。

　　即使是只做一次的沙盘，也拥有治愈的力量。有一次，我准备休假一个月，就在我离开的前几天，一个年轻人走进来，直接来到沙盘游戏室——我已经跟这个年轻人工作几个月了。他把他的手指插入沙中，一直伸到沙盘蓝色的底部，然后用手指在沙子中盘旋，勾勒出一个长方形的沙盘所能容纳的最大的椭圆，最后在沙盘的中心位置堆出了一个椭圆形的小岛。他把更多的沙堆在小岛的边上，用手把它压紧拍实，间或加上一些水，反复地抚摸沙子，让表面更光滑结实。他一直没有说话，直到时间快过了一半时，他问我还剩下多少时间。我告诉了他，他舒了一口气，放松下来，又继续他的工作。他把剩余的时间都用于抚摸和拍实椭圆形的小岛，有时用一只手，有时用两只手，用他的一根或几根手指绕着小岛的周围，把周边的沙子清理干净，这样就有了一片清晰的蓝色的空间，环绕着中心椭圆形的结实的沙堆。

　　我发现，自己随着他动作的节奏而慢慢放松下来。我原本对自己旅行的最后准备感到厌烦。但这一个小时让我处在安稳的空间当中。他也似乎进入了一个新的地方。我默默地感谢那个年轻人。后来，我了解到，对他而言，这也是一种治愈的体验，为他因我的假期而中断治疗做好准备。那一个小时里，不需要说些什么。没有扩充，没有解释，任何语言的交流似乎都没有必要。

荣格发现，炼金术有助于描述自性化的过程，而沙盘游戏与炼金术也可相提并论。在初始的沙盘游戏场景中，大量的沙具杂乱无章地堆放在一起的混乱状态，就像炼金术中的原初物质（prima materia）。"它让我们瞥见了……创造世界的逻各斯开始运作之前的混沌状态"（Edinger，1985：12）。在沙盘游戏的进程中，我们通常可以看到秩序从早期混乱的沙盘中涌现。

在炼金术的煅烧（calcinatio）过程中，物质被烧成白色的粉末。埃丁格（Edinger）把煅烧后剩余的灰末称为"白土"（white earth）。我将它比作沙盘中的沙子，甚至沙子的颜色也是白色的。当然，炼金术工作中的溶解液是指水，这可以由沙盘的蓝色底部以及可以直接倒入沙盘中的水来表征。

埃丁格对炼金术中的结晶过程的描述，更让我意识到沙盘游戏与炼金术的相似之处。他说：

> 概念和抽象不会产生凝结……梦的意象和积极想象才会产生凝结。它们将外部世界与内部世界联系在一起……然后凝结为灵魂物质（soul-stuff）。心境和情感疯狂地折腾我们，直到它们凝结成可见的和可触摸的东西，我们才能够客观地与它们产生联系。

(Edinger，1985：100)

沙盘游戏为这种凝结提供了机会。通过使用沙子、水和沙具，甚至不使用沙具，也可以使情绪和心境直观地体验。

迪克曼（Dieckmann）写道：

> 如果一个人关注意识，他会去结识那些在他内部生长着的未知的东西；如果他关注的不仅是想知道它是什么，而且是想去体验它是什么，那么他就会尝试赋无形以有形，表达那难以言表之物，形塑那沸腾的混沌状态。

(Dieckmann，1986：101)

正是体验给沙子塑形。在沙中洒上水或用杯子浇上水，摆上沙具或把它们埋起来，让事情自然而然地发生，不管感受到的是创造性还是破坏性，尊重沙盘游戏过程中发生的一切，这就是治愈的过程。在观察病人做沙盘游戏时，我有时感到他们进入了一种近乎恍惚的状态。

　　沙盘游戏治疗师最为关键的是要避免干扰病人在沙盘中的具象化或凝结的体验。它就在面前，可以看到，可以用手去感受、用手去改变。但治疗师的确提供了必要的容器或神圣之境（temenos）。用卡尔夫"自由和受保护的空间"这一术语（卡尔夫，1980）来描述最合适不过。共同移情（我喜欢用此术语代替移情—反移情）的抱持容器总是在那里。这是心理治疗中不可或缺的部分。

　　积极和消极的移情都有可能在沙盘游戏场景中表现出来。有时，病人很明确地把其中的一个人物当作治疗师。这更有可能发生在早期的沙盘场景当中。沙盘游戏过程的推进会伴随着意识的减弱，病人通常会用言语表达，"我不知道我做了什么"或"我不知道我为什么把这个放进来"。这个时期是病人最有可能使用原型象征的时期。

　　此时，干扰性的或过早的解释有可能打断只有部分意识化的沙盘游戏过程。位于旧金山的锡安山（Mount Zion）医学中心的几位精神分析师设计了一项研究（Gassner et al.，1982），以探查弗洛伊德的早期理论，即假定分析师必须解释被压抑的心理内容，才能使这些内容意识化。但他们的发现并没有支持这一理论。通常情况下，不需要分析师事先就被压抑的内容进行解释，这些内容也会涌现出来。

　　而且，锡安山的研究团队发现，是否放下针对被压抑的内容的防御机制，取决于治疗师是否通过了他们所称的"移情测试"。当病人觉得信任治疗师是安全的，感受到被抱持在一个安全的"神圣空间"时，那些被压抑的素材就会自然流露。

　　治疗的安全性，即卡尔夫的"受保护的空间"，类似于古德哈特所称的"安全容器"或是"安全的象征领域"（secured-symbolizing field）（Goodheart，1980：8-9）。卡尔夫提出的在沙盘游戏中"给病人一个自由的空间，让他们想做什么就做什么"，可以转译成古德哈特的术语："对病人的尊重"。他把安全的象征领域视为心理治疗中出现的三个领域之一。在这一状态下，治疗师将与来自治疗师的和病人内在的无意识力量结成同盟。按照古德哈特的说法，治疗师最重要的工作就是为病人提供并维持这样一个安全空间（Goodheart，1980：12）。

　　温尼科特（Winnicott）称这一领域为"过渡性的游戏空间"（transitional play space）或"幻境地带"（area of illusion）（Winnicott，1971：95）。他写道："它作为一个安歇之处而存在……让内在与外在的现实相分离，同时又是相互关联的"（Winnicott，1971：11）。哥顿

沙盘游戏：心灵的默默耕耘

（Gordon）把这一空间称为"第三地带"（third area）或"体验地带"。她还指出：

> 当未整合的碎片从自性中涌现时，它们起初是天然的……它们是原型层面的。然而，如果它们能变成第三地带的内容，如果它们能够被体验到，加以实验……它们就变得"可以消化"，以便整合到自我当中。

（Gordon，1993：304）

第三地带——幻境地带或体验地带正是沙盘游戏过程发生的地方。正是在这个地方，内在与外在的现实汇聚到一起，有时内在现实更多一些，有时外在现实更多一些。在刚开始的沙盘当中，内容通常更多指向外在的现实。当沙盘游戏者在沙盘游戏过程中更加深入时，所营造的沙盘场景通常更受内在现实的影响。当他们说"我不知道我在做什么时"，我们可以得出结论：他们内在的过程已掌控沙盘的创作。

哥顿认为，温尼科特的第三地带理论为分析师提供了实践与体验的理论基础（Gordon，1993：304‐305）。而我要补充的一点是，其也为沙盘游戏提供了理论基础。

当今许多治疗师认识到了治疗师侵入这一空间的危险之处。例如，兰斯（Langs，1981）将沉默列为头等重要的干预形式。

在沙盘游戏的过程中要推迟或避免扩充与解释，然而治疗师仍然需要熟知所提供的沙具的文化和原型范畴，并尝试在情感和思维层面理解沙盘游戏的展开过程中正在发生什么。理解与共情都是必需的，尽管不必总是通过声音表达出来。奥康奈尔（O'Connell）写道："沉默的扩充滋养并扩展了这一容器……这种一言不语是有意义的，是在有意识地运用沉默的酝酿、内在的见证"（O'Connell，1986：123）。面对这样的见证，沙盘游戏治疗师经常会发现自己被深深感动了。

对我而言，沙盘游戏的力量来自利用真实的沙子、水和沙具共同做什么而产生的凝结的潜能；来自采用这些媒介想做什么就做什么的自由，同时能够感受到被自己信任的治疗师保护着，他们充满智慧，不会干扰和侵入。一切看上去如此简单：沙子、水与沙具架上的沙具之间的组合——自由和保护的组合。但是，这种组合拥有治愈和转化的潜能。

第三章　沙盘游戏的起源

沙盘游戏的起源和我使用沙盘的开端

沙盘游戏并不是以完全成形的方式出现的。它的起源可以追溯到 20 世纪初：一位父亲在观察两个儿子在地板上用玩具小人做游戏时，注意到他们如何通过游戏来解决他们之间以及他们与其他家人之间的问题（Wells，1911，1975）。

20 年后，儿童精神病学家洛温菲尔德想寻找一种方法，以帮助儿童"表达那些无法表达的东西"。她回忆起曾读到那位父亲与两个儿子之间的体验，决定在诊所的游戏室里添加这些小玩具。第一个看到这些小玩具的孩子把它们拿到房间中的沙盒里，放到沙中，开始玩游戏。这就是她所称的"游戏王国技术"（World Technique）的诞生（Lowenfeld，1979）。

随后，一位师从荣格的儿童心理治疗师听说了在英国所开展的工作。在荣格的鼓励之下，她前往伦敦，向洛温菲尔德学习。她认识到，这项技术不仅能让儿童表达害怕、愤怒和秘密的想法，还能促进自性化的过程，这也是她正在向荣格学习的方面。这位女士就是多拉·卡尔夫［如果想深入详细地了解沙盘游戏的起源和发展，可参考米切尔和弗里德曼（Mitchell & Friedman）1994 年出版的《沙盘游戏：过去、现在和未来》一书］。

卡尔夫于 1962 年在加利福尼亚州召开的荣格心理分析师的大会上，介绍了这项被她称为"沙盘游戏"的技术。那是我第一次了解沙盘游戏。此后不久，我与卡尔夫第一位来自美国的学生布兰德（Renee Brand）一起，开启了我最初的沙盘游戏体验。

作为一位心理学家，我经常参与儿童的评估研究，于是我最初把沙盘游戏用于儿童的评估。我觉得它对我开展的一系列测试是有益的补充。但是，一位转介给我治疗的 8 岁的小女孩教会我要避免去做评估，而是直接把沙盘游戏结合到我针对儿童的游戏治疗当中。凯西接受了她能够忍受的所有"测试"。她有阅读障碍，她已经接受了一系列的测试，以便让心理学家理解：为什么看起来如此聪明伶俐的女孩，会在学习方面遇到这么多的困难。于是，我没有对她进行测试。当她第一次来我这里时，我就把她带到沙盘那里，让她做沙盘游戏。

凯西教会了我许多，这是对我从卡尔夫那里所学的有益的补充；在我治疗凯西期间，卡尔夫对我进行督导。我对她的工作，是我深入理解沙盘游戏的基础：初始沙盘的意义；移情与反移情（我称之为"共同移情"）的作用；自性的显现的重要性；重要的沙盘会铭刻在沙盘游戏者的脑海里，后续的沙盘会复原之前的重要沙盘的面貌；在沙盘游戏过程中重复出现的几个主题。

但是，也许我与凯西工作时最重要的体验是自我治愈的力量，不需要做任何解释。凯西不愿谈及她的父亲，她的父亲刚刚去世。她也不愿谈及她与母亲和兄弟姐妹之间的问题，或是在学校里的问题。她在沙盘中把这些问题都进行了处理，没有做任何的讨论。最为重要的是，针对她的直接需求，她在沙盘中处理了她的视觉—运动方面的问题——通过在花圃的沙具上插上或移走各种花朵，来"训练"视觉—运动的协调技能。她也根据她的所需来使用我：在一个沙盘中，她把我当作敌人，我们在用沙做成的山脊上用枪相互扫射；而在最后一个沙盘里，她把我当作一个合作者，帮她建造一座城堡。

我与凯西一起回顾沙盘游戏，应当是我推迟时间最长的一次。我联系与我做沙盘游戏的人，想要获得授权以在教学和发表时使用他们的材料。我打了电话给凯西的母亲，询问如何才能找到她。我知道凯西不在家，要到圣诞节才能回来。于是，我打电话给凯西，约她一起回顾她的沙盘游戏。时光已逝去 20 年。当我来到等候室，看到那位在等我的已长大成人的女子，我有点惊愕不已。说实话，我感到有些怨恨，因为她取代了那个我曾十分喜爱的小女孩。但她接下来的表现也证明，尽管已经长大成人，她依然可爱迷人。我们这一次的联系收获颇丰。我了解了许多信息，而这些信息在我对她进行治疗的时期是不可能获悉的。同时，我也认识到，直到进行了延迟的回顾，你才能真正知道在沙盘游戏中到底发生了什么。可以这样说，凯西是我"在沙子里"看到的最后一个孩子，但她也是我最重要的老师之一。

国际沙盘游戏治疗学会和美国
沙盘游戏治疗师协会的创立

1982 年 2 月,我们来自 5 个不同国家的 11 个人(其中除了 3 个之外,其余都是荣格心理分析师)都收到了来自多拉·卡尔夫的信:

亲爱的×××:

很高兴通知您,我将在 1982 年 9 月 10—17 日组织来自世界各地的沙盘游戏治疗师代表召开一次会议。此信谨邀请您参加此次会议,以分享您在沙盘游戏治疗领域的经验。

此次会议目的如下:

(1) 尝试在荣格理论的框架下界定沙盘游戏的本质特征。

(2) 就我们认为沙盘游戏疗法的关键是什么进行沟通。因此,我建议我们大家都能展示一个个案和一篇简短的论文来阐述我们所认为的关键点。

(3) 整合大家表达的不同观点并得出结论。

(4) 设立一个沙盘游戏治疗师的组织,定期召开会议以促进沙盘游戏的研究与实践。

召开这样一次会议对于确立沙盘游戏疗法的坚实基础是有必要的。会议期间,将会有充裕的时间让参会者交流观点;在正式的议程之外,还可以进行个案讨论。希望您能拨冗参加,期待您的答复。

致以我最诚挚的问候!

(多拉·卡尔夫的签名)

我们 11 个收到多拉·卡尔夫来信的人,除一人外,都在 7 个月后出现在位于昭里孔的卡尔夫家中。我们相互之间大多不认识。来自美国的另外两位——埃斯特尔·温瑞布和乔妮塔·拉森(Chonita Larsen),我之前并不认识。其他参加创立会议的还有:来自英国的乔尔·莱斯-梅纽因;来自意大利的保拉·卡杜奇(Paola Carducci)和安德雷娜·纳沃尼(Andreina Navone);来自日本的河合隼雄(Hayao Kawai)和山中康裕;来自瑞士的卡斯帕·基彭哈尔(Kaspar Kiepenheuer)和马丁·卡尔夫(Martin Kalff)。日本的樋口和彦(Kazumiko Higuchi)因

沙盘游戏:心灵的默默耕耘

故无法来参加。另外有两位日本人刚好在那个地区，所以也被邀请参加了会议，他们是安凯（I. Ankei）和织田高尾（Takao Oda）。

多拉在 9 月 10 日那天下午安排了招待会，我们相互见了面，晚上我们观看了黄安（Al Huang）表演的太极。接下来的会议节奏相当轻松，每一次的报告和讨论耗时在一个半小时到两个半小时之间，有四个小时的午餐和休息时间。报告聚焦于多元化的主题：桥梁恐惧症；警惕过多的解释；三角形作为心的象征；身心失调；厌食症；大炮和皇冠的象征；大自然的游戏等。我们中间还有人分享了其个人的梦。

结束会议的前一天，多拉带给我们一个惊喜：去波林根参观荣格的塔楼。我们到达塔楼之后，被邀请在签名本上签名，我们看到的标题是"国际沙盘游戏治疗学会第一届年会"。

接下来的两个夏天，我们都一起在昭里孔聚会，筹备成立一个国际学会。这些会议安排的日程与第一次类似，我们每个人都会报告一个个案，尽管我们还要把时间和精力花在筹备正式学会的细节工作方面。国际沙盘游戏治疗学会于 1985 年 8 月正式成立。到成立之时，美国的塞西尔·伯尼（Cecil Burney）也加入了学会。图 3 - 1 是协助多拉成立国际沙盘游戏治疗学会的 12 位成员：后排从左至右分别是樋口和彦、卡斯帕·基彭哈尔、马丁·卡尔夫、乔妮塔·拉森、埃斯特尔·温瑞布、凯·布莱德温、莱斯-梅纽因、河合隼雄；前排从左至右分别是山中康裕、安德雷娜·纳沃尼、多拉·卡尔夫、塞西尔·伯尼和保拉·卡杜奇。遗憾的是，塞西尔·伯尼次年去世。后来，西格丽德·洛文·赛费特（Sigrid Lowen-Seifert）代表德国受邀加入学会，成为最后一位正式的创立成员。

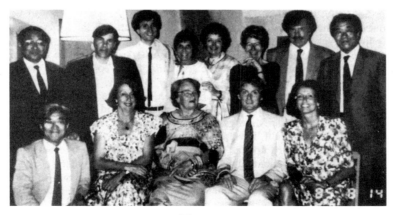

图 3 - 1

在国际沙盘游戏治疗学会成立以后，埃斯特尔、乔妮塔和我开始筹备在美国成立分会。我们沿用国际沙盘游戏治疗学会的指导方针，这些指导方针在几年内都没有什么变化。到 1987 年，有另外 8 位美国人符合加入国际沙盘游戏治疗学会和美国分会的条件。我们的第一次会议是1987 年在加利福尼亚州索萨利托的我的家中召开的。那天下午，多拉·卡尔夫参加了我们的会议，我们讨论了要成立正式的学会需要做的事。随后的一年，我们又在索萨利托召开了一次会议，并准备把名字定为美国沙盘游戏治疗师协会。1988 年的会议记录显示，筹建小组由 11 个人组成，分别是：凯特·阿马特鲁达（Kate Amatruda）、琳达·巴思（Linda Bath）、布莱德温、钱伯斯（Lucia Chambers）、考宁汉、弗里德曼（Harriet Friedman）、乔妮塔·拉森、苏珊·麦克诺夫斯基（Susan Macnofsky）、玛丽·简·马克德（Mary Jane Marked）、埃斯特尔·温瑞布和芭芭拉·韦勒（Barbara Weller）。荣格心理分析师朱恩·马修斯（June Matthews）和劳茨·斯图尔特（Louts Stewart）作为多拉·卡尔夫先行的追随者，也加入了我们。

国际沙盘游戏治疗学会创立不久，其成员和举办的活动成倍增长。到 1995 年底，也就是在成立后的第 10 年，国际沙盘游戏治疗学会成员已经达到 100 人，在加拿大、英国、德国、以色列、意大利、日本、瑞士和美国分别成立分会，积极开展培训沙盘游戏治疗师的活动。

1996 年 1 月，美国沙盘游戏治疗师协会有 52 名成员，来自 14 个州，还有加拿大。其中两个加利福尼亚州的成员不住在加利福尼亚州，一个住在荷兰阿姆斯特丹，另一个住在日本。协会提议每三年举办一次全国会议，并决定以后的三次会议分别在明尼苏达州、加利福尼亚州和华盛顿州举行。《沙盘游戏治疗杂志》于 1991 年由考宁汉担任编辑第一次正式出版发行，到 1996 年已经出版 5 年。对沙盘游戏感兴趣的人也在逐年增长。

第四章　三位作者之比较

　　自多拉·卡尔夫第一本关于沙盘游戏的著作《沙盘游戏：治愈心灵的途径》1980 年出版后（1971 年《沙盘游戏：孩子的心灵之镜》的修订版），出现了许多关于沙盘游戏的书籍和出版物。有三本关于沙盘游戏的理论和实践的著作，于 1983 年至 1992 年间出版，其作者既是国际沙盘游戏治疗学会（由多拉·卡尔夫创立）的成员，同时也是荣格心理分析师，分别是：埃斯特尔·温瑞布撰写的《自性的意象：沙盘游戏过程》、茹思·安曼撰写的《沙盘游戏中的治愈与转化：创造过程的呈现》和乔尔·莱斯-梅纽因撰写的《荣格学派沙盘游戏疗法：奇妙的心理治疗》。这三位作者都曾于 20 世纪七八十年代师从多拉·卡尔夫。他们都为在荣格分析心理学理论背景下理解沙盘游戏做出了重大贡献。

　　当我重读这三本书，准备为本书的写作提供关于他们的沙盘游戏理论与实践的总结时，我发现自己选用了大量完整的引言，是这三本书中我最喜欢的部分。我更愿意把它们完整地保留下来，而不是转述或概括。我也发现可以把它们放在一起分为几个主要类别，这些类别恰好是对沙盘游戏感兴趣的治疗师们经常提到的。我还觉得把三位作者的引言放在这些类别的标题下，便于比较他们之间的异同。于是，我决定以这种方式与读者分享这些引言，并稍稍加以评论。我喜欢让三位作者用自己的话语来言说。

　　在比较他们的作品的时候，我发现他们在沙盘游戏的许多特定方面观点是一致的，这让我感到很放心。他们之间有大量的共同之处，同时又有个体的差异，并对沙盘游戏的研究做出了独特的贡献。我们可以感受到，沙盘游戏有着坚实的基础，由此可以不断发展。

沙盘游戏中的过程

　　温瑞布区分了沙盘游戏当中的两个过程：（1）"治愈"；（2）"意识

的扩展"。两个过程彼此相关，但不完全相同。

> 治愈首先意味着自然的有机物功能的受伤和可能的受损；其次意味着伤处已被治疗，自然的功能已经恢复。意识意味着一个人能够觉察到自己正在感受什么、思考什么和做什么，并且有能力在行动及交流中做出自己的选择，而相对地不被情结控制。扩展了的意识尽管有可能对治愈有所贡献，但并不能确保治愈。另外，通过恢复心灵的自然功能，治愈可以创造一种状态，在这种状态中，人格天然的洞察与意识能够有机地发展。

> (Weinrib，1983：21-22)

安曼也区分了沙盘游戏中的两个不同的过程：（1）"治愈过程"；（2）"个人世界观的转化"。在描述其病人身上发生的治愈过程时，她说：

> 这些人因为与母亲或者担任母亲角色的人的早期关系有所谓的障碍，而不能发展起对世界或对他们自己生活历程的健康的信任感。……治疗过程需要进入到深层的早期童年经历。这些层面超越了意识和言语。心灵的能量开始回流，直至它到达心灵健康的核心。通过沙盘游戏，沙画以及未受干扰的整体的力量被激活，发挥了功效，由此产生了健康的基础，在此基础上新的人格结构得以建立。

> (Ammann，1991：4)

另外，安曼描述转化的过程针对：

> 那些在生活中具有基本健康的基础和稳定的自我的人，他们的世界观太过狭隘、片面或者是令其困扰。他们感到他们有些地方不对劲……他们有意识地进入到转化的过程当中，而不是纯粹受到无意识的痛苦的驱使。转化的过程诸如与阴影的必要的面质，女性层面的转化，与自性的相遇，等等。这些能改变一个人的基本世界观的心灵转化，以健康的自我意识和自我价值感为前提。它们代表了自性化过程中的步骤。

> (Ammann，1991：5)

相较而言，莱斯-梅纽因并没有区分沙盘游戏治疗中的两个独立的过程。整体而言，他把沙盘游戏称作"治愈的治疗"。他指出：

象征的态度是指在沙盘游戏当中，自我和内在心灵内容之间的联结，可以带来治愈的过程（说明：斜体表示强调）。如果自我以具备"好像"的象征品质的方式来朝向自性发展，就能带来转化。

（Ryce-Menuhin，1992：20）

这里，他似乎把治愈与转化等同起来了。

同温瑞布和安曼一样，我也认为沙盘游戏中有两个过程，一个是"治愈"，另一个是"成长"。在言语分析与沙盘游戏治疗中，如果治疗师能够提供合适的治疗氛围，治愈与成长这对孪生的迫切渴求将会被同时激活。在沙盘游戏中，我们认定这一氛围是自由、空间、保护和共情。

然而，我不太同意安曼把治愈与转化的过程明显地区分开来。同样，一些培训机构也把个人的分析与接受培训的分析区分开来。这一区分基于一种假设，即认为那些接受培训的人已经有一个基本健康的自我，他们不需要接受作为病人而接受的心理分析。其他一些机构则坚信，把每一位接受分析的人视为受过创伤的病人来对待，让接受分析者在分析当中按照自己的节奏走，是有价值的。

我认为沙盘游戏的两个过程是有重叠之处的：我所称的"治愈"类似于温瑞布的"治愈"和安曼的"治愈过程"；我所称的"成长"则与温瑞布的"扩展的意识"和安曼的"转化过程"有相似之处。我的范式或模式来自大自然。一棵受伤的树如果受到保护，通常能够治愈；但如果没有得到治愈，树的成长就会被削弱。但成长与治愈是能够同时发生的。一颗橡子的内在蕴含着橡树成长的宏伟蓝图和自我修复的功能，正如无意识引导着个体的成长与治愈。荣格（Jung，1961：4）曾说："生命对我而言就像是一棵生长在根茎之上的植物，它真正的生命是看不见的，隐藏在根茎里。"

沙盘游戏治疗与言语分析

三位作者都喜欢同时采用沙盘游戏治疗和荣格心理分析。温瑞布称，沙盘游戏治疗和心理分析可以同时进行，"从沙盘图片中获得的领悟，可以在分析面谈中运用；而从言语分析中获得的观点，则可以为沙盘图片的意义带来新的理解"（Weinrib，1983：15）。她进一步指出，

"在一些个案中，沙盘游戏和言语分析交替进行，似乎有协同作用的效果"（Weinrib，1983：82）。

同样，安曼也认为心理分析与沙盘游戏治疗应结合在一起进行。她指出：

> 在我的心理分析工作中，我同时采用言语分析和沙盘游戏治疗。但是，有时候出现的情况是，接受分析者首先通过沙盘游戏来表达自己，在对沙画进行分析性工作之后，继续接受关于梦境的分析。另一种可能性就是接受分析者交替进行言语分析与沙盘游戏。他也许会在一幅沙画中创建治疗过程中的重要节点，或在沙画中处理具体的或特别艰涩的主题。

> （Ammann，1991：XVII）

莱斯-梅纽因表示，他"自己偏爱的方式是在长期、深度的荣格学派的言语分析当中结合采用沙盘游戏疗法"（Ryce-Menuhin，1992：33）。然而，他的书中所展示的一例个案却只是采用了沙盘游戏，并没有进行其他的心理分析。他还指出，他的经验证实了卡尔夫的经验，即沙盘游戏的方法本身带来的结果就足以令人印象深刻。

我同样发现，言语分析和沙盘游戏通常可以同时进行，但有时人们会更重视其中之一，有时会由不同的治疗师来进行。通常情况下，言语分析是主要手段，而沙盘游戏是辅助手段。而在另一些时候，沙盘游戏治疗是主要的，言语分析很明显是作为补充，多拉·卡尔夫使用沙盘游戏时就是这样。偶尔出现的情形是，那些自己不采用沙盘游戏的分析师会把他们的病人转介给我来接受沙盘游戏治疗，之后再进行他们常规的言语分析。

退　行

三位作者都认为，沙盘游戏所鼓励的退行是治愈过程中不可或缺的成分。温瑞布写道，与言语分析鼓励前行和推进意识化相反，"沙盘游戏鼓励创造性的退行，因为延迟解释和对定向思维的故意阻碍，正好能促进治愈"（Weinrib，1983：22）。通过这一途径，"沙盘游戏治疗尝试通过隐喻式地重建被扰乱的母子联合体，去修复受损的原型母亲意象"（Weinrib，1983：35）。

安曼也很重视沙盘游戏所鼓励的退行（Ammann，1991：ⅩⅦ）。她还观察到，沙盘游戏者常常会回到早期的童年经历当中，特别是回到母子关系当中，但这次是沙盘游戏者与治疗师在一起。

> 在这个空间中，他能重新体验到重要的原生母子关系，但是这次是治疗师与孩子的关系了。然而，要成功地做到这一点，要求治疗师必须能在孩子的退行期间完全地接受他、保护他和引导他，并在接下来的孩子的人格重构阶段陪伴他。
>
> （Ammann，1991：86）

莱斯–梅纽因还说：

> 记忆中童年期的氛围不像成年生活那样容易用言语表达出来。通过沙子这一媒介，有时可以更为迅速地将隐藏的、压抑的早期记忆内容释放出来，从而开始重建过去。……沙盘游戏促进了早期记忆的回归，在重建和修复充满创伤的童年期方面发挥有价值的作用。
>
> （Ryce-Menuhin，1992：105）

母性和父性元素

温瑞布区分了言语分析中的男性逻各斯（Logos）与沙盘游戏中的女性容器之间的差别。言语分析

> 是对具体的日常生活事件的分析性解释，也是对诸如梦、幻想和积极想象等无意识素材的分析性解释，以便促进意识的增强。（而另一方面，）创作沙画是有意退行到心灵的前意识、前语言的母性水平。
>
> （温瑞布在 1991 年 9 月 21 日做报告时的介绍）

> （沙盘游戏的）目的是要提供一个母性的空间或心理的子宫，是一种咬尾蛇式的（uroboric）母子联合体的情绪隐喻。在这个安全的"空间"里，内在的心理创伤能够得到治愈，自性得以汇聚，内在的儿童能够被重新发现，带着其创造和复苏的所有潜能。
>
> （Weinrib，1983：28）

之后，自性化过程的阶段

以一种更为与大脑相关的、感觉的方式继续，这是意识的父性水平（patriarchal level of consciousness）的特征，意识的父性水平这一假设是由诺伊曼提出的——这里又一次证实了他的这一概念。

(Weinrib，1983：88)

安曼区分了沙盘游戏中的两个阶段：安静创作沙画的阶段和接下来的解释阶段。在创作沙画时，分析师与接受分析者的注意力都集中在接受分析者的内在世界；在解释阶段，分析师与接受分析者形成一种伙伴关系，尝试去理解沙画的意义，从而能更多地与接受分析者的体验产生联结。她认为这两个不同的阶段代表了分析师两种不同的治疗态度：首先是母亲的或母性的态度，然后是父亲的或父性的态度。然而，为了避免引发具体性别的角色争议，她偏向于使用大脑半球的术语来表示。安曼认为：

大脑右半球……负责整体的、非言语的意象，它在处理情绪信息的过程中扮演重要的角色。我认为身体意象位于右半球似乎是很有意义的。大脑左半球……是语言导向的，它与逻辑和目标导向的思维有关。左半球负责理性和分析工作。我所描述的两种不同的治疗态度交替牵涉到大脑的两半球。

(Ammann，1991：6-7)

同样，莱斯-梅纽因指出：

沙盘游戏这种非言语的仪式，不论是对男性还是对女性而言，都是通往女性原则的途径，这是有一定道理的。从女性特质的普遍意义来说，沙盘游戏分享了这样一个活动过程——接受一个概念，并运用知识来吸收它，同时允许它成熟起来。这需要时间，需要耐心忍受，不能用外力强迫。这一过程不需要意志的努力，而男性特质则倾向于习惯性地从心灵中提取能量来做出意志的努力……然而，在沙盘中表达男性特质时，需要更为清晰、精确的定义，因为它是从与这一女性特质的、自然而不勉强的"朴实"的背景相对立的视角来看待的。男性特质表现范围很广：战场、英雄的旅程……强大的力量、孩子气的全能幻想、寻求爱情、恶魔般的攻击性、天分以及对上帝的爱等。

(Ryce-Menuhin，1992：31)

沙盘游戏：心灵的默默耕耘

身体与灵性

　　三位作者都强调了通过沙盘游戏把身体与灵性相联结的重要价值。温瑞布回顾了卡尔夫的理念，卡尔夫认为沙盘游戏的物质元素是"身体的一种隐喻"。卡尔夫指出，那些有躯体疾病的病人有时会在沙中做出患病器官的画面表征，而他们自己并不知道它们的形状（卡尔夫1979年3月在加利福尼亚大学圣克鲁兹分校所做的研讨会发言）。与此同时，沙盘图片中出现的整体感（totality）的象征，以及病人深切体验到的神秘性（numinosity），令卡尔夫认为，沙盘游戏是通往灵性的道路（Weinrib，1983：40）。

　　安曼认为：

> 　　通过沙盘游戏者的双手，灵性的与心理的维度不仅仅汇聚在一起，还被赋予物质的形状。沙盘游戏创建了一个共同的场，在其中灵性和身体能够互相影响。这样的心灵与物质之间的直接互动，至少以这种形式，在经典的言语分析中是不为人知的。
>
> （Ammann，1991：ⅩⅤ）

　　莱斯-梅纽因指出，"沙子有着土的特性，能够让心灵进行身体的表达"（Ryce-Menuhin，1992：104）。然而，它也激活了灵性的表达。他指出：

> 　　沙盘的创建如同"清醒的梦"，通常包含了病人灵性/宗教方面的两难处境的丰富而变化的修通方式，与真正的梦一样。沙盘游戏中有许多沙具代表神和女神，还可以代表神龛、静休地、教堂、寺庙、天主教堂和小教堂等。……许多不可知论者和无神论者通过沙盘游戏，发现了无意识所释放的整合性的原型材料，这使他们可以有意识地与自己心灵中的神性意象保持联系。
>
> （Ryce-Menuhin，1992：104）

自我治愈

　　温瑞布强调了自我治愈在沙盘游戏中的作用。她体察到，"沙盘游戏的基本设想是，在无意识深层有一种自主的倾向，给予适当的条件，心灵就能自我治愈"（Weinrib，1983：1）。对于体验过心灵的自我治愈的病人而言：

> 对于自身内在的丰饶，常常有一种近乎敬畏和惊异的感觉。其自身的想象力与内在状态之间产生了一种新的关系，他获得了关于自己的价值与力量的新的感受，因为他亲身体验了。基于自身的体验，他开始感知到，确实内在有一种治愈和组织的因素，超越其自我意识，并且是可以被信赖的。
>
> （Weinrib，1983：77 - 78）

安曼也感觉到：

> 沙盘游戏的治愈是靠接受分析者自己，而不是靠别人。接受分析者通过创造，其内在的能量发挥效能，并且这些能量能够在外界显示出来。我们把每一幅沙画都当作一次诞生。
>
> （Ammann，1991：121）

与其他两位作者相比，在沙盘游戏过程中，莱斯-梅纽因似乎起着更为权威的作用。但与他们一样，他也将治疗师看作"沉默的观察伙伴"（Ryce-Menuhin，1992：32），认为治疗师的主要职责是见证沙盘游戏的仪式。在沉默当中，"与内在的、非理性的冲动相关的病人的直觉，可以毫无保留地展现在沙盘游戏当中"（Ryce-Menuhin，1992：28）。

治疗师

三位作者一致赞同，治疗师需要保持一种相对沉默的、支持性的在场，同时也需要内在尽可能深入地理解在沙盘游戏中正在发生什么。温瑞布指出，"治疗师共情地在认知层面去倾听、观察和参与，并尽可能少地使用言语"（Weinrib，1983：12）。此外，"沙盘游戏治疗师应该克制自己去为尚不清楚的问题寻找随时就绪的答案的冲动"（Weinrib，1983：16）。

> （然而）如果没有来自治疗师这一方的对这些（发展）阶段及其象征表征的理解，那么沙盘游戏的过程几乎毫无效果。这种理解能够使治疗师和病人之间建立一种无须言说的和谐关系……治疗师在意识层面知道病人在无意识层面知道的东西。

（Weinrib，1983：29）

温瑞布阐述了为了不辜负病人对自己的信任，治疗师需要做些什么。

> 他应该自己已经接受深度的心理分析以及足够的临床培训，包括关于原型象征的广博知识。他应该有自己作为病人进行沙盘游戏的意义深远的个人体验。他要熟悉在沙盘游戏过程中表现出的各个发展阶段，还需要研究和比对大量的沙盘图片，这是学会读懂它们的唯一方法。作为沙盘游戏过程的承载者，他必须具有稳固的根基。

（Weinrib，1983：29）

安曼也明确指出，"治疗师必备的素质是克制力和精致的敏感性"（Ammann，1991：121）。沙盘游戏治疗师的任务

> 在于辨认在接受分析者身上发生了什么，保护和支持这个过程，在紧要关头进行干预。但治疗师最重要的任务在于加入不多的、恰到好处的评论，使接受治疗者正在进行的转化过程继续下去。

（Ammann，1991：4）

她说，尽管一定的"心智化的阐释"（intellectual explication）对于把握沙画的潜在意义是必要的，但"在观察沙画时，就已经把握住了最基本的要点，并使之发酵"（Ammann，1991：57）。分析师带着"欣喜而专注的眼神"（Ammann，1991：31）来观察来访者的举动。

莱斯-梅纽因指出，沙盘游戏治疗师不会直接对意象进行筛选，寻求意义，而是耐心地等待进程的发展。然而，像其他两位作者一样，莱斯-梅纽因也不时做出一些言语评论。

> 治疗师在合适的时机可以解释沙盘中的象征意义，或蜻蜓点水，或扩充论述，只要对病人有用。病人作为沙盘游戏者，得到反馈后，可能会与儿童原型和其他原型意象的远古智慧结晶重新联结，这些都是自性加以选择并自由表现在沙盘游戏当中的。

（Ryce-Menuhin，1992：36）

沙盘场景创作完成之后

我看到，三位作者在讨论沙盘场景创作完成之后接下来该怎么做

时，观点上存在很大的分歧。温瑞布坚决要求，"在病人完成沙画之时，不要进行解释。再一次重申，不要进行解释"（温瑞布1992年9月21日对其论文的介绍）。但是

> 在沙画完成后，治疗师可以请病人讲述有关沙画的故事，或者问一些相关的问题，或者引出病人对沙画的评述和联想，或者谈论沙画中暗示的事项。治疗师不要敦促病人进行联想或者以任何方式去面质病人……敦促病人去做联想会刺激大脑的活动，除非是一种自发的行为，否则在这里是不合适的。
>
> （Weinrib，1983：13）

然而，她

> 在实践中偶尔也有例外。如果病人不喜欢做沙盘游戏，并对其价值表示怀疑，我会对他早期的沙画的某些方面加以评论，让他相信，他的沙画实际上在传达他无法言表的情感……（或者）如果某个特定的主题有着紧迫的重要意义，或者如果病人处于极度焦虑状态，需要认知上的理解使其放心。
>
> （Weinrib，1983：13）

很明显，安曼是根据病人处于沙盘游戏过程的第一阶段还是第二阶段，而对病人采取不同的对待方式。在治愈阶段，接受分析者被引导偏离其理性思考，激活其触觉。一般而言，安曼认为，在做完沙盘以后，

> 接受分析者给……他心灵深处的世界照相。这会制造一种情感后效，一直持续到下一次的治疗时间……在沙画完成之后就立刻进行解释是不恰当的。这样做的危险在于对沙画进行智力层面的解释，会打断随着沙画的创造而涌现、流露的情绪和情感。
>
> （Ammann，1991：3）

然而，在转化阶段，沙盘场景创作完成后，可以与接受分析者一起进行讨论和解释，因为此时他们已经有了一个稳定的自我（Amman，1991：4-6）。她还指出，处在转化阶段的接受分析者"会努力去理解自己的每一幅沙画，思考沙画的意义，使沙画的意义意识化"（Ammann，1991：5）。

莱斯-梅纽因则认为，与沙盘游戏者探讨，发现某个象征对他们而言的意义，是非常重要的。但他也认识到，沙盘游戏者并不需要对治疗师可能想到的其他象征意义保持意识觉察（Ryce-Menuhin，1992：4-5）。

沙盘游戏：心灵的默默耕耘

与这些作者一样，我也尽量避免在沙盘场景刚刚创作完成的时候就予以讨论；但是，与他们一样，我认识到也有一些例外的情形，不过与他们相比，我的例外的情形要少许多。

回顾与解释

每一幕沙盘场景创作完成后，三位作者都拍下照片或者制成幻灯片，并在某个时间与病人一起回顾这些图片。温瑞布则推迟对图片的回顾，直到她觉得自性已经汇聚，同时"自我已足够强大，可以适当地去整合这些材料"（Weinrib，1983：14）。她继续指出：

> 在这个时候，可以进行阐释、扩充和解释，并回答问题。即使在那时，也无须说太多，因为幻灯片本身似乎在直接与病人对话，他真切地看到了反映他自己的发展过程的图片。

> （Weinrib，1983：14）

安曼也会对病人的幻灯片进行回顾。她说：

> 在沙盘游戏的过程结束后，对我来说，仔细地对这些个案（接受分析者有着稳定的自我）的沙画的幻灯片开展工作是很重要的……

> 但在另一方面，如果意象影响了人类生活早期的和基本的层面，而在那里，生理和心理的东西在很大程度上是合在一起的，那么在特定的个案当中，对意象作逻辑性或者解释性的讨论甚至就不是必需的。

> （Ammann，1991：6，46）

莱斯-梅纽因则引用了荣格的原话："只是由于治疗的需要，我有时才会去解释它们"（Ryce-Menuhin，1992：33）。但是，莱斯-梅纽因仍强调要小心谨慎：

> 让病人体验了沙盘游戏但没得到任何解释就回到日常生活中，这种情况就像目睹脚踝受伤的人只接受了技术上的医治，但在除去石膏后，没有得到帮助学习重新走路……象征性的解释所起的作用是完善病人的自我，增强其与无意识进一步进行区分的可能性。

> （Ryce-Menuhin，1992：34，89）

与这三位作者有所不同，我不认为在病人完成沙盘游戏过程之后，治疗师与病人一起回顾沙盘幻灯片时，总是需要做出解释。因此，我论及的是延迟"回顾"而不是延迟"解释"。我觉得，即使在沙盘结束后延迟一段时间再来共同观看沙盘，此时治疗师的解释也须退居次要位置，而治疗师与病人观看沙盘图片时共同获得的领悟才是关键。我喜欢等待，直到那非言语的过程有充足的时间来"发酵"，而态度和行为也有足够的时间来与沙盘游戏过程中所发生的一切步调一致。这可能需要5年甚至更长的时间。

独特的贡献

三位作者基于各自的体验，为沙盘游戏领域做出了独特的贡献。温瑞布是唯一明确提出其理念的人，她认为沙盘游戏可以绕开通常在荣格心理分析中发生的一些阶段。她指出，"沙盘游戏治疗加速了自性化的进程，因为……它似乎按照一条直线，朝着自性的汇聚和自我的修复而运动"（Weinrib，1983：87）。

温瑞布还清楚地说明了沙盘游戏过程中的几个阶段。她概括了其顺序：首先是现实的场景；其次是来自深层水平的场景，包括阴影；再次是触及自性、重生的自我的涌现、区分男性—女性；最后是灵性的人物或者抽象的宗教象征的出现（Weinrib，1983：76－79）。

安曼详细比较了沙盘游戏与炼金术后指出，"在两种方法中，想象活动都产生于物质、身体和心灵成分的相互作用"（Ammann，1991：13－15）。安曼既是建筑师又是治疗师，她有效地运用了房子和花园作为心灵的隐喻。她还探讨了为什么要选用长方形的沙盘，而不是正方形和圆形的沙盘。

> 长方形空间的尺寸不等性，营造了一种紧张、不可靠和急于挪动的欲望，一种想走出去的冲动。而正方形或圆形的空间营造了一种平衡、安定和向心性。我们或许可以这样比较，心理分析的过程就犹如在没有中心可言的空间中去持续寻求一个中心。
>
> （Ammann，1991：18）

安曼和莱斯-梅纽因都运用了对沙盘进行"地图绘制"的方法，以辅助理解在沙盘中不同的位置放置沙具的意义。然而，他们的体系并不一致。也许住在由陆地包围的山区地带的人们与住在由河流环绕的平原地区的人们相比，对于沙盘游戏的体验可能也是不同的。我想这也证实了我对使用别人发展出来的沙盘地图的怀疑。如果你打算采用这样的体系，我认为你最好能够根据你自己的经验发展出你自己的方法。

莱斯-梅纽因强调沙盘游戏中对仪式的需要。

> 当一个人开始与自性发生一种新的关系时，他需要用仪式来容纳涉及理解力的转化力量……为了在沙盘游戏的进程中营造仪式发生、重现的气氛，需要有一个特别的地方来开启入门的仪式。
>
> （Ryce-Menuhin，1992：28 - 29）

莱斯-梅纽因还特别探讨了哪些人应该接受沙盘游戏治疗，哪些人则不应接受。他非常明智地得出结论："沙盘游戏不是万能药或一种能治愈所有人的方法"（Ryce-Menuhin，1992：34 - 36）。

我特别欣赏莱斯-梅纽因独具匠心的认识，他认为沙盘游戏治疗师还有许多需要学习的地方。正如他指出的，"对沙盘游戏进行解释的艺术与科学正处于发展的第一个 60 年当中，病人和治疗师一起在探索"（Ryce-Menuhin，1992：32）。

第五章 荣格学派心理分析
与沙盘游戏

作为一位荣格心理分析师，我把沙盘游戏纳入我的实际工作当中已有 20 多年，我以三种不同的方式来使用沙盘游戏：

（1）以心理分析为主要治疗方法，沙盘游戏为辅助手段。

（2）以沙盘游戏为基本的治疗手段，言语治疗或者分析为辅助手段。

（3）两位不同的分析师或治疗师同时进行沙盘游戏治疗和心理分析。

大多数分析师采用的是第一种方式，把沙盘游戏作为言语分析的辅助手段。有些人将沙盘游戏视为与梦的分析是相似的，甚至有时候把沙盘游戏作为梦的分析的替代方法。在这种情境下，治疗师会问沙盘游戏者关于沙盘的问题——特定的沙具对他们意味着什么，或者他们联想到什么——然后可能会"解释"沙盘的场景；把沙盘与病人过去的历史、当前的问题或是移情相联系。起初，我也这样运用沙盘游戏，把它作为言语分析的辅助手段，并和梦的分析一样，在做完沙盘后就立即进行解释。后来，我才发现延迟解释的诸多益处。

艾达（Ida）是采用两种方式的范例。她总共做了 71 个沙盘。对于前 44 个沙盘，当她做完沙盘场景后，我们会花大部分的时间来讨论沙盘。之后出现了一些转变。对于后 27 个沙盘，每次沙盘场景创作完成后，我们谈论她的日常生活和梦境，根本不谈及沙盘本身。与此同时，她的沙盘游戏过程的深度发生了变化，她的状况也得到了明显改善。这与其他的一些体验一起，给我留下了深刻的印象。

以第二种方式进行沙盘游戏，即把沙盘游戏作为治疗的基本形式，是多拉·卡尔夫教给我们的方法。不幸的是，在她出版的关于沙盘游戏的著作的第二版封底有一个错误，上面声明："沙盘游戏本身不是一种心理治疗方法。"多拉看到了封底的这个错误，极其失望。原本的话语应该是："沙盘游戏本身就是一种心理治疗方法。"这是多拉的观点，尽管她也强调除了沙盘游戏治疗之外，也应该有时间来讨论日常的问题和重要的梦境（卡尔夫，1991：14）。

第三种方式，即把沙盘游戏的过程与言语分析治疗完全区分开来，也许是最具争议的。我第一次实验这种方式，是因为一位分析师同行，他已经在办公室里设置了沙盘游戏的装置，但他觉得自己没有经过充分的培训，不能采用它。他问我，能否为某位病人做沙盘游戏，而这位病人同时接受他的分析。对于这一尝试，我有点犹豫不决，因为有可能出现移情的分裂（transference split）。我们明确了一些特定的"规则"：接受分析者不与主诊的心理分析师谈论沙盘游戏过程，直到这一过程完成之后；分析师和我在这段时间内不能相互沟通；完成沙盘游戏过程几个月后，我们三个人才会面，共同回顾沙盘的幻灯片。这次实验的结论是，我们三个都觉得这一体系有效果。

在此之后，在其他一些情形当中，我感到可以自由地采用这种方式了。然而，我的一位从事沙盘游戏治疗的同行问我，为什么禁止病人与她的分析师谈论沙盘游戏这一生活中的重大事件，我开始留意这个问题。我询问了几位与我一起进行双重治疗的分析师，问及在我给他们的病人做治疗的时候，他们的体验是怎样的。他们没有一个人认为有这方面的困难。一位分析师说，让我去关注治疗的象征性方面，她感到很放心，因为她与病人似乎更多聚焦在生活的一些琐碎繁杂的事情上。另一位分析师则说，他甚至都没有觉察到他不应该与接受分析者谈论沙盘游戏！但只有一次，沙盘画面是病人的一个梦境的延伸，而这个梦境病人已与分析师在治疗室里探讨过。因此，至少在那时，我感到很放心，因为把两种治疗方法分离开来并不是问题。

沙盘游戏治疗师会把不同的期待或"设置"带入沙盘游戏当中，这取决于他们来自哪一种专业机构。社会工作者和婚姻、家庭、儿童心理咨询师接受过培训，需密切关注家庭内在关系之细节，可以自由地去对旁系亲属、家庭成员和老师进行访谈。有时候，他们看待沙画的方式是为了澄清他们对这些家庭内部关系的理解。心理学家和精神病学家的受训聚焦于诊断，有时候他们会把沙盘游戏当作一种评估技术。他们都可能运用沙画去验证或者纠正他们对病人病理的印象。

所有这些采用沙盘游戏的方式都是非常有价值的。但是，我认为，把沙盘游戏主要用于这些目的，可能意味着错失了沙盘游戏的"独特"贡献。我发现自己一遍又一遍地强调："沙盘游戏主要用于治愈，而不是诊断。"沙盘游戏独特的治愈特性主要由共情激发。一旦病人感知到，治疗师或沙盘游戏过程的"见证者"不仅能认同他们的感受（同情），还能设身处地地产生与他们相同的感受（共情），他们的内在就能够汇聚治愈和成长的愿望。

沙盘游戏提供了"坠落到"心灵的前语言的、母性的领域的途径。言语，有着必须有意识地表达的需求，可能会对此产生干扰。大部分我治疗的成年人头脑里装了太多的东西，正是这样的"玩"的体验，以及与无意识的素材产生联结，本身是极有价值的。

我与埃斯特尔·温瑞布都认为，"延迟解释"（温瑞布的术语）是必要的。在我的经验当中，最好是延迟五年甚至更长时间。我有一个假设：我们所有人都深受自身治疗体验的影响。就我而言，延迟了十年。在这十年内，沙盘游戏过程一直在发挥作用，而我对此并没有意识觉察。十年之后，我和多拉·卡尔夫一起回顾我的沙盘幻灯片，这一体验影响深远。而当我与我看过的病人在五年或十年后一起回顾一系列的沙盘图片时，我不认为这是一种解释。我认为这是对于沙盘游戏过程之中及之后发生的事情达成的共同理解。此时，会有共同的顿悟和共同的"啊哈"和"哇"的体验。

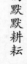

所有的治疗师都可以找到对他们而言最有效的方法，没有理由要求我们每个人都采用相同的治疗方法。我们自身的人格进入到共同移情之中的方式如此重要，我们每个人都需要发展最为自然或兼容并蓄的个性化风格。

与此同时，我想把沙盘游戏比作一种乐器，其功能并未完全发挥作用。如果治疗师采用沙盘游戏，如同他们采用其他所熟悉的技术，那么他们就会错失它的精华和广阔的领域。学会充分地运用沙盘游戏并不是件易事。如果我们习惯了"谈话治疗"，要遵循这一训诫并不容易："不要只是说话，要坐在那里！"那是我在早期的体验中经常听到的训诫。看到某个沙盘中有着清晰的与其他沙盘或梦境、共同移情、过去的历史或当前的困扰之间的联结时，不要像大多数其他治疗师一样，大声把这种联结说出来，以帮助病人把无意识的内容带入意识之中，而是要默默地运用这些联结以增进共情，要这样做并不容易。在沙盘游戏当中，我们可以让这些联结去"发挥作用"；我们可以让它们保持在无意识水平，它们自己可以发挥作用。过早进行解释，或者有意识地创造联结（我更喜欢用"解释"这个术语）会把病人的很多东西剥夺了，难以有收获。他们首先必须在无意识当中做一些工作。

然而，强调共情和"待在沙盘游戏过程之外"并不意味着治疗师只需要很少的培训和体验。远非如此。除了共情之外，我们还需要拥有良好而坚实的临床知识与体验。我们不能单靠直觉来引领我们前行，不管直觉有多优秀。沙盘游戏治疗师有时会问，为什么他们必须了解象征、了解病理学、了解共同移情、了解家庭星座（family constellation）。当然，尽可能多地去了解关于心灵的一切是极为重要的。我认为，没有这方面的知识，我们就不能很好地履行治疗师的职能。培养真正的共情是必不可少的。这是一种储备，绝对必要的储备，一旦有需要，就能够运用。而知道何时去运用也是至关重要的。

我有时想到，沙盘游戏有点类似航行。让它顺其自然、毫无阻碍，是最好不过的。然而，如果小船偏离我们，或者风力太大，或者完全停止，我们需要有发动机的保护，一台优良而值得信赖的发动机能够带领我们离开危险境地。这就需要我们知道如何做，需要我们具有丰富的经验和自信心，并对所有发生的事情保持密切关注，以便在紧急的情况下提供保护，或是在必须做出关键决定时指明方向和道路。

第六章　共同移情

多拉·卡尔夫使用"移情"这个术语，主要是指"自由和受保护的空间"，这是其沙盘游戏疗法的重要特征。在其著作的导言中，她指出，在治疗中，当儿童的自性得以汇聚时，她会尽力通过移情来保护儿童的自性（卡尔夫，1980：29）。跟多拉·卡尔夫一起工作过的人会发现，正是她的在场，能让他们自由地展现真实的自己，保护着他们，这样他们就能做想做的事情。这对她来说就是移情。她更关注的是当前的情感的体验，而不是把过去的情感移情到当前的情境中。

在沙盘游戏的大会上，大部分人提及移情和反移情的时候，都是暗指治疗师与来访者这一当前的关系，以及各自对当前关系的体验，而没有关注这种关系的预先决定因素。

然而，所有的关系都必定包含所有之前关系的要素。在经典的精神分析的文献中，移情主要是指把过去的情感转移到现在。弗洛伊德首次使用移情这个术语用于描述其女性病人爱上他的情形。他认识到，他的病人在重复早年体验过的冲动和情感，这些冲动和情感通常存在于与父母亲之类的人物之间的关系当中，也出现在与他的关系当中。弗洛伊德将这些情感视为从本质上来说总是与性欲相关，所以他警告医生要避免反移情。所谓反移情，是指医生也爱上其病人（Freud，1915：97，157）。

荣格发现炼金术有助于理解移情与反移情。他把移情视为激活了炼金术的神秘婚姻或神秘结合的原型，医生的任务就是帮助病人对这一体验的原型意义保持意识觉察。他认为，这会带来人格的重新整合，并促进自性化的进程（Jung，1954b：163-321）。

弗德汉姆（Fordham，1978）指出，当病人把过去某个重要人物的意象移情到或者投射到治疗师身上时，治疗师通常会认同这一投射。这种"投射性认同"能使治疗师"自己进入到关系内部，与病人一起感受，或是亲自体验其病人的状况"。这能帮助治疗师加深其对病人的理解（Fordham，1978：91）。

科胡特（Kohut）是自体心理学流派的创立者，他强调需要有一种共情的氛围，以培养一种对分析师的所谓"自体—客体"（self-object）的移情。这种移情会被分析师并非有意为之的共情失败周期性地中断。治疗师接纳病人对其共情失败做出的消极反应，帮助他们理解这部分是由于童年经历重新被激活而导致的，那么这将会成为一种治愈的资源（Kohut，1984：206）。

移情这一术语已被广泛运用于沙盘游戏当中，主要是指积极的情感，而不是指积极和消极的情感。在卡尔夫的著作当中，情感几乎都是专指受到关注的积极情感。一般情况下，一个人的消极情感甚至都不曾提及。如一位儿童病人把飞镖射在了卡尔夫刚油漆好的墙上，卡尔夫强调她的感受是，让儿童病人射飞镖，使他确信她想帮助他，而不是他想对她表现出消极的情感（卡尔夫，1980：67）。在其整部著作当中，卡尔夫谈及自己的感受时，也主要以积极的情感为主："我为他感到惋惜。""我为他感到高兴。""我被深深地感动了。"她报告说有那么一个时刻，一个孩子对她说："这不是很好吗？我爱你，你也爱我"（卡尔夫，1980：129）。这是卡尔夫所创造的氛围，与温尼科特所描述的母亲和婴儿之间相互热爱的情形相似。

然而，随着临床经验的不断积累，我们认识到消极和积极的情感都会对沙盘游戏的历程产生重大影响。河合隼雄和其他学者都在国际学会的会议上讨论过，作为治疗师，他们对某个特定沙盘的感受的程度，无论是好的还是坏的（都是评判），都会对后续沙盘的创作产生影响。例如，像艾美（Emmy）这样的病人，在沙盘游戏中表达消极的移情感受，有助于他们释放力量。

控制移情的反应是极其困难的。我最初的几位督导老师中，有一位老师的头发是红色的，与我母亲的发色一样。尽管我并不认为她们的人格有太多相似之处，但不管我如何努力，都能从她身上看到我母亲的影子。

然而，如果我们的投射是在意识层面的话，那么我们至少可控制一半。一位年轻的治疗师几年前告诉我一件事，令我至今仍感震撼。她在与一对老年夫妇进行婚姻咨询的第三次面谈时，进展到中途，她站了起来，斩钉截铁地说："很抱歉，我不能再与你们继续下去了；你们让我想起了我父母太多的东西！"尽管这位年轻的治疗师没有控制好她的情感，但她能识别它们。她对情感的识别引导至一种意识化的行为，而非无意识的投射，而无意识的投射会对病人造成伤害。

作为治疗师，我们要对我们正在投射的蛛丝马迹保持特殊的敏感性，不管这一投射是积极的还是消极的。我们必须就我们的投射做工作，把它们提升到意识层面。这需要我们时刻保持警惕。

在沙盘中，来访者可能会明确指出某个特定的人物代表治疗师。有时他们在创作沙盘场景的时候就会指出，有时是等到后来回顾沙盘时他们才认识到。儿童经常会让治疗师在沙盘中扮演一个特定的角色。凯西会安排我们两个站在沙盘相对的两边，相互用大炮扫射。她向我射击，我也向她射击。消极的移情公开表现出来了，但并没有破坏性。

此外，我们很多人都已觉察到，治疗师在房间中的物理位置对于理解沙盘场景中在发生什么非常重要。在我自己的工作中，我已经注意到沙盘场景的方向，或重要人物在沙盘中摆放的位置，可能与我所坐的位置有关。一场旅程可能会直接导向我所坐的角落，或者一把枪可能会瞄准我的方向。

正如基彭哈尔在早期的一次大会上所指出的，收集的整套沙具本身就是治疗师的一种延伸。而来访者对所收集的沙具的反应，通常暗示着他们在那一时刻对治疗师的情感。有些人可能会抱怨在架子上没有他们所需的沙具，或者把我们收集的沙具与其他人的进行比较，认为我们的沙具不够齐全。而在其他时候，很可能就在下一次面谈之时，同一个抱怨的人可能会高度赞扬我们收集的沙具，或因找到了所需的沙具而热情高涨。他们对于我们的感觉变得更好了。

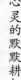

沙盘游戏：心灵的默默耕耘

对于这样的批评或赞扬，通常治疗师内心会产生一种意想不到的反应。有时，我甚至会大声为我收集的沙具进行辩护。我会接纳我的这些感受，认为这是很自然的反应。重要的是，我们要时刻觉察我们对批评和赞扬的不同反应。治疗师既是参与者，也是观察者。采用沙盘游戏疗法，治疗师更容易处在观察者的位置，但这并不能消除其作为参与者的作用。相较于对我个人的批评，也许我对关于我的沙具的批评的防御反应弱一些，但我仍会产生防御反应——非常强的防御反应！

这也有助于我们认识到，即使我们没有明显的疏忽，他人也会对我们产生消极情感，这是很自然的事情。毕竟，我们确实会去度假、会收取费用、会掌控时间。

几年前，我发现自己尽量避免使用反移情这一术语。我更愿意采用共同移情一词，因为这对我而言，暗示着一种"共同"（"co-"）的感受，而非"反对"（"counter-"）的感受。我用共同移情这一术语，指明病人和治疗师之间与治疗相关的情感关系。这些内在的情感几乎是同时产生的，而不是像移情—反移情这一组合的术语所暗示的，是按顺序产生的。

我认为，这些情感必定是由之前及当前所发生的事件共同决定的。不仅仅是前来寻求治疗的人才会投射，治疗师也会投射。两者都可以在对方身上找到钩子，用来悬挂或投射他们自己身上未曾使用过或被压抑的部分，或是过去的个人记忆，或是原型的意象。双方都对这些投射做出反应。我们都不可避免地受到重要他人的投射的影响。此外，投射和反应通常完全发生在无意识水平之上。治疗关系是一种混合——一种复杂的混合、一种极为珍贵的混合。当我采用共同移情这一术语时，我所指的正是这种混合。

 第六章

共同移情

第七章　罗夏墨迹测验与罗杰斯

　　我最初开始针对儿童采用沙盘游戏治疗的同时，还为学校和诊所做诊断工作。于是，我把沙盘游戏也包含在我用于评估的一整套材料当中，如同采用罗夏墨迹测验一样。我发现这很有助益。但我也发现，如果一个孩子即将接受我的治疗，我就不能用沙盘来对他进行评估。当我这样做时，这个孩子已经开始为了我而"完成任务"。而我已经被设置为这个孩子的评判者，因此这个孩子在接下来的以治疗为目的的沙盘游戏当中永远不可能拥有完全的自由。

　　把沙盘游戏用于评估诊断，有点像用小提琴去支撑断了一条腿的桌子：会有作用，但这会损坏小提琴，不能再用它来演奏，为我们的午餐或下午茶带来美好的音乐。最好的办法是找一个箱子或一块木头来支撑桌子，保护好小提琴，用它来演奏音乐。

　　如果沙盘游戏被用于评估，沙盘游戏者可能会觉得他们正在接受批判性的评价，即使没有人公开向他们传达这一点。有许多确切的证据表明，具有密切关系的人之间存在无意识的沟通，如母亲与婴儿之间，或者情人之间，或者治疗师与病人之间。如果治疗师看着一个沙盘，脑海里思考"这显示有潜在的精神分裂症"，或者"这个人极度自恋"，或者"这暗示着敌意"，他们评判的姿态可能会潜移默化地传递给病人信息。更好的处理方式是把沙盘场景视为病人在那一时刻应对其内在和外在的问题、伤害或冲突的方法。

　　一些使用罗夏墨迹测验进行评估的治疗师倾向于把沙盘场景当作一种投射测验来"解释"，如同他们使用罗夏墨迹测验一样。举例来说，我记得有位心理学家，他在沙盘中看到食物的意象，就认为这暗示着那位沙盘游戏者是饥饿而"匮乏"的，而不会认为这暗示着这位沙盘游戏者正在积极地做些什么——就在那一时刻、那个地方，来"喂养"自己。来访者实际上会在沙盘中象征性地为自己提供所需，也许是食物，也许是一位关爱的母亲，也许是与充满敌意的人抗衡的能量。

　　如果一个人能在治疗情境之外直接就其生活所需提出要求，他就没有必要在沙盘中为自己提供所需。我记得，有一位女性长期患有广场恐惧症。在理智层面，她已解决这一问题，但感到恐惧的习惯依然如影随形。有一天，她年幼的女儿急需送往医院，她是唯一能送女儿去医院的人。她开车带着女儿和五岁的儿子一起去了医院。事实上，她已有两年无法开车了。在她开车的时候，她反复要求儿子"告诉我，我是一个好母亲"。他照做了，而她完成了开车的任务，恐惧的习惯被打破了。

这种为自己提供滋养的举措，不管是在生活中还是在沙盘中，通常必须是先行的，之后，人们才能完成一项需要额外力量的任务。伊尔萨在一次沙盘游戏中设置了一头小鹿在池边喝水的情景。在接下来的沙盘游戏中，她才能首次面对她长期以来否认的创伤——在沙盘场景中以一个露天的坑洞来表征。

在治疗中，评价和解释越来越少，更多的是共情的镜映，如同母亲镜映其婴儿是婴儿成长所必需的。这一发展趋势并非新近出现。卡尔·罗杰斯在 20 世纪 40 年代提出的"来访者中心疗法"，是建立在把情感反映作为治疗方法的基础上的（Rogers，1942：144）。这是我最早接触到的治疗方法，我张开双臂拥抱了它，发现它有助于我尊重病人的治疗过程。我尽量避免说一些不能对他们的情感进行反映的话语，除非有特别的理由这样做。我把罗杰斯的一句话牢记在心——"令人感到好奇的是，仅仅是沉默不语，就是一种（镜映的）技术"（Rogers，1942：165）。后来，他进一步指出，"你告知来访者，他们是不可能获得顿悟的，顿悟是来访者收获的一种体验"（Rogers，1942：179）。

沙盘游戏也是一种镜映的形式。它能够——就像罗杰斯提出的共情地进行情感反映的治疗师——发挥"一面可以反映出来访者真实的自体的镜子"的功效（Rogers，1942：144）。

第八章　表达与体验

在沙盘工作（"sandtray" work）当中，强调的是表达；而在沙盘游戏治疗（"sandplay" therapy）当中，强调的是体验。玛格丽特·洛温菲尔德是第一个在她的诊所开发出沙盘的治疗用途的人，她把它作为一种特殊媒介提供给儿童，因为她感到，它可以让他们"表达那些无法表达的东西"。他们可以说一些之前无法与任何人沟通的事情，因为这些事情有着情绪方面的冲击力。这与现代心理治疗的"鼻祖"——宣泄疗法有相似之处。后来，约翰·胡德-威廉姆斯（John Hood-Williams）改进了洛温菲尔德的工作，把它带到了美国，并教给其追随者，他们主要把沙盘视为一种表达，而不是一种体验。

另一方面，多拉·卡尔夫则强调体验的重要性，强调来访者做出沙盘场景时所拥有的真实体验。我曾对卡尔夫说："儿童使用了桥梁，显示出他们有把对立面相联结的潜能。"卡尔夫却纠正了这一说法，令我印象深刻。她说："来访者实际上就在尝试建立联结。"自那时起，我尝试把沙盘场景视为一种生活中的直接体验，而不仅仅看作一种表达或者是体验的潜能。在沙盘游戏中，最为重要的是来访者为他们自己而体验到的东西，而不是治疗师认为来访者正在向治疗师表达的东西。

我曾有一位来访者，他把沙盘空着，没有做任何场景。我把这张空沙盘的照片给我一个学生看，问她这对她而言意味着什么。她回答说："来访者是在尽力告诉我，他感觉如此空虚。"

我认为这个答案，即来访者在尽力向治疗师表达，只是其中的一部分。荣格指出，"正是在这种完全被抛弃和孤独的状态下，我们才能体验到我们自己的天性中的有益力量"（Jung，1969a：342）。对着空白沙盘陷入沉思，没有治疗师大声说出的或默默给出的推断的干扰，来访者不但有机会去表达，而且有机会去真实地体验其空虚和其天性中的治愈力量。

第九章　评　判

评判建立在我们日常生活经验之中，对人类而言是普遍的事情。自婴儿从母亲体内诞生之时起，评判就已开始。婴儿一出生就立即被检查，以判定是男孩还是女孩。就在那一刻，评判就开始了。在某些文化当中，女孩具有消极的"属性"，以至于被剥夺了生存的机会。接下来的评判就是测量：婴儿有多重？有多高？现在的新技术使得产前就可以进行评判，不用等到出生。子宫内的胎儿可以被评估：是男孩还是女孩？有没有病症？

只有新生儿的母亲不对新生儿做任何评判。她把婴儿放在胸前哺乳，而不管其性别、体重或者身高。在母亲眼里，婴儿是漂亮的；在婴儿看来，母亲也是漂亮的。他（或她）们"坠入了爱的海洋"——这是温尼科特用于描述母亲与婴儿之间的联结的表达。没有任何评判，只有共情。他们彼此契合。

在治疗工作中通常也有一个"如母亲般抚育"（mothering）的阶段，其特征是我们所称的"无条件的爱"——完全的接纳。之后，会迎来"抚育"对于一个成长中的人而言已经稍显匮乏的时期。正如一位病人对我所说的："我不再想要你因为我是我本身而爱我。我想你爱我是因为我能做些什么。"于是，我们的关系发生了变化。我发现自己在评价她在学校作业上的表现、她的求职和她的恋爱关系。我审视她在成功、任务和成就方面的驱力。与之前"如母亲般抚育"的阶段相比，我尽力去帮助她的方方面面。我已经与她进入了"如父亲般培养"（fathering）的阶段。

在第一阶段，关于是否被爱，你无能为力：爱你就是爱你；不爱你，你也没有任何办法。而在第二阶段，你可以做些什么去赢得爱；如果你有表现，你就会被爱。当然，这两个阶段有重叠的地方。

沙盘游戏大部分是非言语的，主要属于早期的抚育阶段。正如约翰·毕比指出的：

从温尼科特开始，分析师们就偏爱一种工作风格，即对病人的素材的接纳与抱持。那是一种积极投入的兴趣，同时并不干扰病人自己的情感轨迹，现在这已被视为比解释更可取。

(Beebe，1992：72)

毕比引用了荣格的一段话，与此类似：

我们必须能够让一切在心灵中发生。对于我们而言，这是一种艺术，不为大多数人所知。意识永不停歇地在干扰、帮助、纠正和否定，不会允许出现平和发展的心灵进程。

(Jung，1967：16)

在沙盘游戏中，我们不随意评判。我们接受个体的独特性，接受他们应对和处理其创伤、问题和病症的独特方式。不需要任何的解释，我们享受沙盘游戏过程之美，享受沙盘游戏者的独特性之美、他们的自我治愈之美。这就是沙盘游戏过程有效之处。

沙盘游戏：心灵的默默耕耘

第十章　沙盘游戏欣赏

我最近读到了一篇关于美的学术论文（Gillmar，1994）。作者谈及观察者与观察对象、欣赏者与画作、听众与音乐之间的"共鸣"。这让我想到，沙盘游戏之中所发生的也正是共鸣。治疗师是沉默的，但在沉默中却可以与沙盘游戏的过程产生共鸣。治疗师对沙盘游戏者产生共情，与沙盘游戏的场景产生共鸣。

于是，我想知道："这种共鸣，如何来教授？在艺术中，共鸣是如何教授的？我们如何学会欣赏美？"我回想起我的"艺术欣赏"和"音乐欣赏"课程。也许我们也可以教授"沙盘游戏欣赏"这门课程！我们可以教授我们知道的关于沙盘游戏背景的极具价值的一切知识：童话、神话故事、荣格学派的理论、其他的心理学理论、炼金术、《易经》、脉轮、象征、梦的分析等。于是，治疗师自己就拥有了所有这些背景知识，一旦有需要就可以运用，如在他们"欣赏"沙盘游戏并对其产生共鸣之时。

吉尔玛（Gillmar）也谈及"美学捕获"（aesthetic arrest）。对我而言，这种美学捕获有点类似于沙盘游戏中的共时性时刻，一切都静止了，你和沙盘游戏者都与一种更高的境界保持一致，这一境界超出了你们二者，有点类似于全部、整体和自性。在那一刻，你们每一个人都发生了转化。

第十一章 四个基本要素：自由、保护、共情和信任

自由与受保护的空间

自由和受保护两者兼备是很难做到的。野生动物很自由，但没有受保护；家养的动物受到了保护，却又不自由。同样，儿童也是受保护的，却不自由。成年人要么有自由，要么是受保护的，取决于其所处的国家或不同的历史时期，但两者都具备则极为罕见。这也是沙盘游戏如此深入人心的原因之一。

什么是自由？自由就是做想做的事。在言语治疗当中，一个人可以自由地说他想说的事情。在沙盘游戏当中，一个人可以自由地在沙盘的框架内做他想做的事情。做比说更能体现整个人的价值。

什么是受保护？避免被暴露就是受保护。不会因做了什么而被惩罚、批评、评判，甚至不用接受评估；同时，秘密也得以保守。做自己是安全的，不需要戴上一个面具。如果一个人不能做自己，需要得到帮助，以不去伤害自己或治疗师，那么治疗师就是在提供保护。

共情与信任

当我们说"迅速建立起友善关系"时，这种关系一般指的是治疗师与来访者的关系。但当我们谈及移情时，其含义会更多一些。我们所指的是治疗师对来访者的共情，以及来访者对治疗师的信任。只有存在积极的共同移情，治疗才会发生。

当我第一次看到来访者时，我通常不会觉得信任抑或不信任。我尝试着去共情，去感受来访者。当来访者感觉我在感受他们时，他们就会

对我产生信任，相信我会尊重他们、尊重他们的素材，相信他们可以随心所欲地与我相处，我会接纳他们。他们做自己，感觉是安全的。而当治疗有所进展时，会产生更多的相互的共情和信任。治疗师培养病人对自己的信任，病人也会促进治疗师产生共情。

这就是多拉·卡尔夫的沙盘游戏治疗所提供的自由和受保护的空间。她几乎是即刻与来访者产生共情，而来访者也几乎是即刻对她产生信任。

一旦建立起共同移情的领域，就能产生治愈与成长。

第十二章　沙盘游戏的语言

　　我们可以谈论梦的语言，在此意义上，梦乃做梦者的无意识向其意识传达的信息。同样，我们也可以谈论沙盘游戏的语言。在一幕沙盘场景中，沙盘游戏者的体验被非言语的、大部分属于无意识的语言记录下来。如果我们作为治疗师经验足够丰富，我们就能够捕捉这种语言。我们对这种沙盘游戏的语言的理解达到何种程度，决定了我们是否能跟上沙盘游戏过程的节奏，或如哈里特·弗里德曼所说的，"追踪"沙盘游戏的过程。我们能够读懂正在发生的故事，读懂沙盘游戏者正在体验的一切。这也有助于我们产生共情，保持警惕和觉察。

　　我们可以读，可以听，可以从他人那里学习。但最有效地帮助我们理解他人的沙盘游戏过程的是，我们自己拥有沙盘游戏的体验，采用沙盘和沙具这些相似的媒介，伴随着我们的治疗师的共情。正如一位咨询师对一位母亲所说的："理解你处于青春期的女儿的最好办法是读一下你在那个年龄所写的日记。"

　　沙盘游戏的语言，是从普遍的或原型层面，到文化层面，再到个人层面这样一个连续统一体。例如，太阳这个沙具有几种普遍的意义。地球上所有地方的所有人都有共同的体验，那就是：太阳照耀时，带来光明；而没有太阳照耀时，黑暗降临。太阳照耀时，是温暖的；而没有太阳照耀时，是寒冷的。太阳的意象还带有力量、指引的意味，与它作为天体的存在有关，意味着更高层次的生命和父亲。我们所熟知的神话、传说和童话故事中的太阳形象也让我们体会到了其原型层面的意义是怎样的。沙盘游戏者可能不知道我们所熟知的神话故事，但这并不重要。有许多神话都反映或者表达了相似的普遍意义。每一个神话都只是潜在的原型的一个表征。

　　当然，来自我们自己特定文化的语言"更有亲切感"。例如，在大多数西方文化当中，太阳被认为是阳性的。德国却是个例外，在那里太阳被认为是阴性的——"die Sonne"（德语"太阳"）。在日本的文化当中，太阳也被认为是阴性的——太阳女神天照大神（Amaterasu）。这些性别方面的文化差异也反映在沙盘游戏者的语言当中。

与那些更普遍的原型和文化层面的沙盘游戏语言相比，沙盘游戏者的个人语言是独特的。由于我们通常不会询问沙盘游戏者有关他们使用的沙具的问题，也不会鼓励他们在沙盘游戏过程中主动做出解释，因此只有在沙盘游戏过程完成之后对沙盘进行回顾时，我们才能知道这种个人语言。但是，经常出现的情况是病人会自发地谈论沙盘场景。当然，在这种情况下，我们不会制止他们，毕竟这是他们的沙盘游戏过程。或者在初始的面谈中，我们可以了解足够多的信息，帮助我们"读懂"沙盘游戏者使用的语言的个人要素。

有一个我特别喜欢举的例子，其中的情形是我完全不知道一个沙具独特的个人意义，直到我们回顾沙盘时。那是一位女士，在沙盘中使用了一个娇兰牌香水空瓶的玻璃瓶盖。以前有其他的女性在她们的沙盘场景中用它代表直觉，或者是作为一棵奇幻的玻璃树。但是，这位女士用它时，好像前面的几种解释都不适合。我不知道这对她意味着什么，直到我们一起回顾沙盘时。经过我的询问，她回答说："这是我的母亲。"这让我更加困惑。于是，她解释说："因为她也使用娇兰牌香水。"

使用的某个特定的沙具的意义，不管是普遍的、文化的还是个人的意义，都会受以下几个因素的影响：沙具在沙盘中的空间位置；摆放的时间顺序，即哪个先摆放、哪个随后摆放；在之前的沙盘中在同一位置摆放的沙具；共同移情时发生的事情。

对于一些沙盘游戏治疗师来说，沙具在沙盘中所处的位置本身具有意义。一些人认为，沙具放在沙盘上部或者右方代表着意识，沙具放在底部和左边则代表着无意识。多拉·卡尔夫在我最初跟她做沙盘游戏时，认为这些方位有作用，但是，后来她放弃了这种观点，认为整个沙盘都是来自无意识。

莱斯-梅纽因扩展了这一理念。他设计了图表或"地图"，来区分沙盘中不同水平的意义。在一个水平上，他发现原型被投射到沙盘的左方，而自我被投射到了右上方。但在另一个水平上，他发现集体无意识被投射到左上方，个体无意识被投射到中间偏左的位置，而集体无意识也贯穿了沙盘的底部（Ryce-Menuhin，1992：91-96）。

茹思·安曼指出了解释空间现象的其他指导原则：左上方是内在世界；左下方，本能；右上方，集体无意识和个体的父亲；右下方，与大地的联结、个体的母亲和身体意象（Ammann，1991：47-49）。其他一些治疗师则把左上方看作个体的父亲，把左下方看作原型层面的母亲；

右上方是原型层面的父亲，而右下方是个体的母亲。

我并没有发现这些位置地图能持续发挥作用，即使有时它们中的某一个或另一个似乎是"匹配"的。也正是因为有太多的其他变量，解释空间位置的意义时无法保持连贯性。

我发现顺序是非常重要的。例如，经常出现的情形是，消极的东西不被允许进入到沙盘游戏过程当中，直到更为积极的沙具已经摆得够多了。黛比一直否认她的恐惧与癌症有关，直到有一天，她在做了一个令人愉悦的沙盘后想做第二个沙盘，这也是她唯一一次在一次面谈中做两个沙盘。在第二个沙盘中，她第一次能够展示并体验恐惧和愤怒，这种恐惧和愤怒在一定程度上几乎总是伴随着被诊断为患有癌症。

有时会反其道而行之：在展示了消极的东西以后，又会回到积极的方面。这种情况可能出现在一个沙盘接另一个沙盘的序列当中，也会表现在单个沙盘中沙具摆放的顺序上。有时，我们可以追踪一个沙盘到另一个沙盘的特定位置上摆放的物品的变化，来追寻转化的发生。例如，在伊尔萨的系列沙盘中，在一个沙盘的某个位置上摆放的是一个充满危险的人物，而在接下来的沙盘的同一位置上摆放的是带来保护的人物。

在共同移情时发生的事情，与其他变量相比，需要优先考虑。积极的移情，或者简单来说积极的情感，通常出现在沙盘游戏过程的早期。艾美在初始沙盘中摆放了一位智慧的老妇人，表征她当时是如何看待我的。后来有一次我迟到了十分钟，她创作的沙盘中充满了愤怒。即使是在后来回顾时，她都很难承认那时她确实对我感到愤怒。但是，在当时，她已能够在沙盘中表达愤怒，即使是在无意识的水平上。这就是沙盘游戏的语言如何发挥作用。

第十三章　关于解释

人们常说，荣格学派的病人做荣格式的梦，而那些弗洛伊德学派的病人做弗洛伊德式的梦。这意味着病人跟随着分析师。

病人做了一个梦，治疗师对梦进行解释，治疗师的取向就在眼前，并被病人接受。病人后续的梦都会受到每一次解释的影响。因此，梦跟随着治疗师。

难道不应该是反过来吗？不应该是治疗师跟随着病人吗？如果病人做了一个弗洛伊德式的梦，治疗师就应该运用弗洛伊德学派的理论知识；如果病人做了一个荣格式的梦，治疗师就应该运用荣格学派的理论知识。

关于临床的取向或象征的取向，已有较多探讨，治疗师应具备两方面的知识。在治疗过程中的不同时期，病人的素材可能此时需要用这一种方法，而另一个时间需要用另一种方法。沙盘游戏治疗师应接受多方培训，不把僵化的理论取向强加到病人的素材之上，而是就素材本身灵活对待。沙盘游戏所倡导的是临床取向和象征取向这一"对立面"的统合。通常在同一个沙盘中，沙具本身就指向一种或者两种理解。

一般而言，在沙盘游戏的进程中，治疗师不会通过提问、讨论或解释来予以干预，病人一般能按照自己的方式来进行，不会有治疗师的取向来挡路。这是沙盘游戏优于梦的解析的特点之一。沙盘游戏的过程是顺其自然展开的，是病人自己的心灵，而不是治疗师的心灵，担任向导。

沙盘游戏以病人的自我治愈为基础。为创伤提供自由和受保护的空间以及共情的见证，就能启动自我治愈的过程。是对过程的体验带来了治愈，而不是对过程的理论解释带来了治愈。

关于临床的取向：沙盘游戏治疗师关注临床的素材，或进行经典的初始访谈（收集有关家庭历史、个人历史、症状和当前状况的数据），深入到何种程度，主要依据具体情况和治疗师本人来决定。但是，随着沙盘游戏过程的推进，越来越多的历史会出现。而且大多数个人的历史一直处于未被知晓的状态，直到当事人与沙盘游戏者一起回顾沙盘的幻灯片时才被得知。

不管是临床取向还是象征取向，都存在共同移情。沙盘游戏治疗师必须对共同移情的表现方式保持警惕：沙盘中放置的沙具，治疗师见证病人创作沙盘时所处的位置的影响，病人对沙具架上的沙具的批评或者赞扬，以及病人与治疗师之间发生了什么，如失约或者度假等。治疗师可以预期的是，病人在沙盘游戏过程中的某个时刻会体验到对治疗师的爱，在另一时刻又会体验到恨。治疗师同样也应觉察自己对病人的情感。他们同样可能同时感受到爱和恨，这两种情感都必须密切关注。如果治疗师的情感过于强烈，阻碍了沙盘游戏的进程，就应自己接受咨询。

关于象征的取向：沙盘游戏是象征素材的合适媒介。每一个沙具都有很多象征的联结。要准确地"读懂"沙具，或达到认知上的理解，必须从以下几个层面去认识：个人层面，历史的和当前的；文化层面，病人成长于其中的文化和现在居住地的文化；原型的或者集体无意识层面的。

了解多种文化，熟悉拥有不同文化背景的人们，有助于我们理解文化层面。熟悉动物和其他沙具的实际生物学知识，阅读神话与童话，有助于我们理解原型层面。

正是我们自己受伤与治愈的体验，为我们提供了开展沙盘游戏治疗所必需的基础：共情。这是一种"投入其中的感受"，而不仅仅是同情或者是"一起感受"。这也是我们自己要与一位能让我们体验到自由、保护和共情的治疗师做沙盘游戏的原因，这是沙盘游戏培训的关键。

有一种情况是，某位治疗师到另一位沙盘游戏治疗师那里去"完成一次沙盘游戏过程"，仅仅是因为美国沙盘游戏治疗师协会或国际沙盘游戏治疗学会会员资格认证的要求。这有点像弗洛伊德学派的"培训分析"（training analysis）的理念。有时，这也意味着接受分析者或者沙盘游戏者并不想让别人真正进入他们的内心深处，而只是想让别人去体验他们的梦和其他素材被分析意味着什么。但是，治疗师只有体验过进入内心深处的感受是怎样的，才能领会病人内心深处的感受。经常出现的情况是，尽管来访者期待能尽快完成治疗而不必在深层水平被触动，但由一位训练有素的沙盘游戏治疗师开展的沙盘游戏治疗是一种强有力的媒介，能够开启真正的沙盘游戏过程。

接受培训的沙盘游戏治疗师有时也会问："如果在通常情况下你不

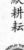

必告诉病人你观察到的东西，为什么要与你自己建立联结？为什么要了解沙具的意义？为什么要研究原型象征？"我想，答案就是：这样可以帮助我们去跟随并参与沙盘游戏者的体验。我们应用我们的所学，去领会在沙盘中正在发生什么，去感受病人身上正在发生什么。正是这种全神贯注的"倾听"——主要用我们的眼睛而不是耳朵的"倾听"——培育了沙盘游戏中的共情。

　　小心谨慎地尝试从认知层面进行理解，同时自己作为病人体验沙盘游戏，都是沙盘游戏治疗师的培训所必需的。即使成为沙盘游戏治疗师之后，我们也要继续回顾我们自己的或他人的个案。每回顾一次沙盘游戏的过程，我们都可以学到更多，更能提供必要的共情。正是这种共情，不仅其本身能带来治愈，还有利于释放压抑，让病人更能触及其自身无意识中的治愈力量。

第十四章　沙盘游戏的目的是治愈

作为一位沙盘游戏治疗师，我每隔一段时间就会提醒自己：

第一，沙盘游戏的目的是治愈。

第二，在沙盘中发生的一切可能是伤痛和病症的表达，但更重要的是，也展示了沙盘游戏者是如何应对这些问题的。甚至问题或伤痛在沙盘中的表达，可能正是他们应对问题的方式。宣泄是心理治疗的最早形式之一。沙盘游戏过程中的每一个沙盘都可视为应对过去和当前伤害的一系列连续尝试的一部分，或是朝向自性化的旅程中迈出的一步，抑或两者兼而有之。沙盘游戏的过程被一位提供保护的治疗师见证着，这位治疗师会尊重来访者，而不会去评价来访者。

第三，作为治疗师，我的作用是提供自由、空间、保护和共情，这样健康与成长的强烈愿望就能激活治愈与自性化的过程。是沙盘游戏者的无意识在引导着这一过程，而不是我的意识。治愈来自内在，而非外在。我的作用不是去教育、指导，甚至连指引都不是。真正发挥作用的是对沙盘游戏者内在指引的共同信任。我需要提供的是关爱的、亲自的在场，并运用我对沙盘游戏过程的理解，以跟上沙盘游戏者的节奏。

第四，我必须认识到，在沙盘游戏中存在两个水平，这两个水平可能会重叠：治愈与成长。

治愈：很多创伤源于婴儿时期和童年期。作为治疗师，我需要对早期的情绪虐待或性虐待或其他类似创伤的可能性保持警惕，对此产生共情并做好准备，耐心地准许沙盘游戏者按照自己的步调行事。我必须等待沙盘游戏者通过意象和情感来恢复记忆，不会督促他们用言语来表达。在任何口头的表达之前，可能会有无声的秘密的分享。我必须评估这一过程中的每一个阶段令人恐惧的程度，做好准备，以便在关键时刻给予保护。

成长：在沙盘游戏中，我会识别人格发展、意识的扩展以及自性化的阶段，这些是深度心理治疗师所熟知的。这些阶段包括：与儿童时期的自性重新联结；母—子（女）和父—子（女）关系；对立面的区分（如男—女、好—坏）；通过超越功能统合对立面；共同移情；与自己的本能交朋友；与自己性别的相反一面相关联（阿尼玛和阿尼姆斯）；寻找自身的灵性的途径；直面阴影；放弃旧的态度，建立新的态度；黑夜里的海上旅程；死亡与重生；中心化；自性的神秘体验；增强自我—自性轴；转化的体验；心理能量从内在的自责转向外在的创造力。

第五，是沙盘游戏者对沙盘游戏过程的体验导致治愈，并不是我对沙盘游戏过程的理解带来治愈。在沙盘游戏过程中，我理智层面的理解并没有共情重要。我的共情有助于认可沙盘游戏者的体验，可以肯定其感受与理智、情感与领悟。这可以在无意识层面发生。

第六，我对沙盘游戏过程中正在发生的事情的理解也是非常关键的。例如：

（1）当我感觉我丧失了共情，无法识别共同移情的某些方面，或者感到灰心沮丧，或在评判他人时。在这些时候，我需要尽力去理解沙盘游戏过程，我会独自或与一位同行专家一起，在悉心做好保密和控制工作的情形下，认真回顾沙盘游戏的整个过程。

（2）当我需要调用保护者的角色时。我必须尽力去理解，以便知道什么时候提供保护，以及如何提供保护。在身体被虐待或者遭受其他创伤的个案中，我作为保护者的角色极为关键。我需要明智、理性地把握所发生的一切。

（3）当我需要就转诊、与旁系家属面谈讨论、打破保密限制、中断治疗和其他除了情感之外还需思维的情形做出决定时。

（4）在沙盘游戏过程完成几年后，我与沙盘游戏者一同回顾沙盘的过程时。在那种时刻，我的知识和经验是必不可少的。即便在那时，我也不必去主导沙盘游戏者的观点。正是我们共同的理解，才使得这一体验对我们都无比重要。

（5）在我教学时。当务之急是我必须学习和了解关于沙盘游戏的各种知识，这样我才能教他们领会每一个沙盘游戏过程的独特性，产生共情，能够做出关键的决定（这些通常是在沙盘游戏过程中必须做的决定）。

第七，沙盘游戏的学习对我而言是永无止境的。我需要尽可能多地去学习象征、人类的发展和心理学理论。我需要不断地去读、去听，独自或者与其他沙盘游戏治疗师一起回顾大量的沙盘游戏过程。

最后，就我所有的学识而言，我不会忘记荣格说过的一句话："尽可能多地去学习理论，但当你触及生命灵魂的奇迹时，你要把它们放在一旁"（Jung，1928：361）。

第十五章　我如何做沙盘游戏

　　采用沙盘游戏的治疗师在实践中存在多种变化，没有人能够推荐一种设定的程序。但我认为分享个人的观察与体验是很有价值的。

　　对于不同的治疗师而言，无论是沙盘的摆放位置，还是所使用的沙具，都会有很大的不同。我有两个沙盘，一个是干的，一个是湿的，跟柜台的高度一样，固定不动。摆放沙具的架子置于沙盘的上方和两旁，站在沙盘边伸手就可以拿到。如果来访者想坐下来的话，有一张高的凳子可坐，但大多数人都是站着完成沙盘场景创作的。

　　并没有标准化的成套沙具供在沙盘中使用。每位治疗师收集的沙具具有个人的独特性，来访者把它们作为治疗师的延伸而与之互动，因此这一过程仍旧是在移情的框架内进行的。

　　一些来访者不愿使用塑料的沙具，而选择使用木制的、石头的、金属的或者陶制的沙具。有的则特别喜欢使用贝壳、干树叶、果核、浮木、海水冲刷过的石头、黑色的岩浆碎片。沙盘的底部和周边漆成蓝色，清除沙子后露出底部，就可以轻松地表征水池和溪流；天空则由周边的蓝色来表征。我在可按压的喷水壶中装上水，可以浇湿沙盘。如果需要大量的水，房间内还有水槽，可以打开水龙头接水。沙盘游戏者有时可能不用任何沙具，只是用手给沙子塑形，形成沟壑，或者用手指画出图案。

　　治疗师都有属于自己的向他人引介沙盘游戏的方式。我与多拉·卡尔夫一起研究学习时，我采用她邀请来访者的开头语："看看架子上的沙具，当看到哪个沙具跟你说话时，你就把它摆到沙盘上，然后按你的意愿添加其他沙具。"我喜欢这样的开头语，但我并不是总用它。我没有固定的引导语，依当时的情形而定。在第一次约见的时候，我会向来访者展示我所谓的"非言语的房间"，因为这里不仅有沙盘游戏的设置，还有绘画的工具、制陶的黏土和彩色的纸巾等。我向他们解释，他们可能会在某一时刻想到这里用其中的一些材料搞创作。

　　之后，当我或来访者认为时机已到的时候，我们就会走进这个房间。这个时候，我会向他们展示沙盘游戏的材料，告诉他们可以使用选择的任何沙具，如果愿意的话，只是玩沙子也可以。我向他们介绍沙盘的底部和四周都是蓝色的。我也会抓起沙子，让沙子从指缝溜走，自己去感受它。

一些来访者刚开始的时候会有点不自然，但看到沙盘游戏的材料时会被吸引，于是离开了偏理性的言语治疗。我发现，对于语言表达受阻或喜欢滔滔不绝地说话的来访者而言，沙盘游戏特别有效。

有些时候，有人来找我，期待做沙盘游戏，想要在第一次面谈的时候就使用沙盘。一般来说，我认为最好是等到在治疗关系中建立起一个安全的"神圣空间"之时，才开始使用沙盘。

当来访者在沙盘中工作时，我坐在其视线范围之外，记录沙具摆入的顺序和摆放位置，这能帮助我在之后鉴别我拍下的沙盘照片中的沙具。我开发了一套记录反馈系统，帮助我日后追踪沙具的摆放顺序，并能识别照片中模糊不清的沙具。

这一系统以地图上采用的坐标体系为基础。我把沙盘按一条边每隔4英寸分格分成相等的空间。按沙盘的长边可以分为 7 个相等的格子，按短边可以分为 5 个相等的格子。我在沙盘的边框上用不显眼的细线进行标记，这样就可以划定沙盘的空间。长边的格子以 1～7 进行标记，短边的格子以 A～E 进行标记。当一个沙具摆放在沙盘中时，我就可以这样做标记：4C 老虎，7E 公主。

通常在沙盘游戏中很少使用语言进行交流。对沙盘游戏者所做的任何评论都可能是破坏性的，因此我尽量避免。在沙盘场景完成布置后进行的语言交流的程度，是各不相同的。在早期，我发现，在最初的几幕沙盘场景中，如果我问一些问题来帮助我理解发生了什么，来访者就会发展出一种模式，即完成场景布置后主动说出一些解释性的话语。如果我评论说，有一个特定的沙具或主题再次出现了，通常会引出来访者更多的话语。但通常会有一种共同的认识，那就是完成布置的沙盘场景本身就是完整的表达，也有一种充满理解的沉默。在后来的工作中，我越来越发现在沙盘游戏的面谈中尽量减少语言交流，在场景完成布置后尽量减少讨论是很有价值的。我已经学会仅让其在非语言的水平上工作。

我认为，保持沙盘场景原封不动，在沙盘游戏者离开之后才拆除，这是非常重要的，这样他们可能更容易带走他们所创造的意象。起初，我会给每一幕沙盘场景拍一张彩色幻灯片，并拍一张即时打印的照片；在回顾沙盘时，我将即拍照片交给沙盘游戏者。后来，我改变了做法，我拍两张完整场景的彩色幻灯片，并在需要指明的时候拍一些特写的幻灯片。如果来访者需要照片，我可以从我的整套幻灯片中翻印一份幻灯片或是照片给他们。

在我采用沙盘游戏疗法的早期，在完成 5～10 幕沙盘场景布置之后，或者感觉到沙盘游戏的某个阶段临近结束时，我们会一起研究投放在屏幕上的沙盘幻灯片或者打印出的一系列照片。我们把各幕场景联系起来，之后再把沙盘场景与来访者的心理发展的其他方面联系起来。在后期，我发现，如果可能的话，把这种共同对沙盘场景的回顾推迟到沙盘游戏治疗结束五年之后或更久，具有极大的价值。

我还发现，沙盘游戏者也像治疗师一样，用他们自己个性化的方式来使用沙盘游戏的材料。儿童更喜欢去创作"一部电影"而不只是单一的场景，他们通常想既用湿沙盘又用干沙盘来创作不止一幕场景。成年人也会变换一些沙具的位置，但他们很少表演一场戏剧。贯穿几次面谈的场景序列常常在描述一个潜在的故事。有时，一幕场景反复出现，仅有很小的变化，这种场景的重复有很重要的作用。

有些人在开始创作沙盘场景的时候，脑海中已经有了一个故事，甚至可以是一个梦境的片段。而对另一些人来说，沙盘中的场景自然展开，他们并未觉察接下来会发生什么。这种场景通常比预先考虑好的场景具有更多的无意识内容。洛温菲尔德区分了沙盘游戏世界现实的和非现实的或者象征性的特征。象征元素自发地出现在沙盘场景中，未经谋划，通常表明了无意识的参与（Lowenfeld，1979：35）。

沙盘游戏：心灵的默默耕耘

第十六章　重点注意事项

不要督促来访者做沙盘游戏

我的第一个沙盘游戏成年人个案教会了我一件事情，那就是不要督促来访者做沙盘游戏。我很想有自己的第一个沙盘游戏成年人个案，我确实有点急于督促来访者做沙盘游戏。来访者在沙中放了一棵树，在树上放了一只孤独的猴子。我问她："猴子在做什么？"她回答说："在表演。"我明白了她的意思。

做好记录

我很早就发现，记录沙具的摆放位置和摆放顺序极其重要。我因此开发了一个能追踪记录摆放位置和顺序的系统。

延迟回顾

我自己体验沙盘游戏过程时，并没有真正认识到发生了什么。在担任心理分析师，成为旧金山荣格研究院的成员长达 20 年之后，我去往瑞士，与多拉·卡尔夫一起做沙盘游戏。去之时，我脑海中是带着具体的问题而来的，与我姐姐有关。做了几次沙盘后，我与姐姐的关系的确有所好转，但我将此归因为其他事件。那时，我并没有意识到，就在玩沙盘游戏的过程中，我第一次正视了我们关系中的阴影面。当然，正视自己的阴影是解决问题必不可少的部分。但在此之前，这从未在我身上发生。

十年之后，多拉与我回顾我的沙盘。我清楚地看到，在一幕沙盘场景中，我放了一个女巫，她正在凝视镜子中的自己。如果多拉在之前就设法让我注意摆放这个沙具的意义，我肯定会对此产生防御，尚处萌芽状态的发展将会被扼杀。我特地寻求沙盘游戏治疗来解决这一问题，可能已经表明，那时我已准备在非认知的水平，而不是认知的水平，去承担我的阴影。十年之后，不需要他人刻意指出，我就已明白我在沙盘中所做的一切的重要性。

由于这一次的经验，以及我对凯西开展工作时延迟回顾非常有价值的经验，我一般要等五年后才与沙盘游戏者共同回顾沙盘游戏的过程。我不会称之为延迟的"解释"，似乎我是那个做出解释的人。那是对所发生事情的共同理解的时刻，是共同领悟、分享"啊哈"的体验的时刻。这一时刻对我们每个人而言都意义深远。总是如此。

不要会见与沙盘游戏者有关的其他人

沙盘游戏治疗师的部分任务，就像任何优秀的治疗师一样，就是不断培养信任。通常人们刚开始治疗时，都有着错误的信念，认为无人可以信任。只有当他们觉得治疗师通过了"移情测试"，可以信任的时候，他们才能打开心扉，随心所欲地使用沙盘游戏的材料。他们必须感到不会受到批评或者惩罚，而且他们的工作是在严格保密的情形下进行的。

基于这一原因，我认为治疗师不应该会见与沙盘游戏者相关的其他人员，除非这关涉其福祉，或除非有时候沙盘游戏者自己提出要求（儿童尤其会如此）。如果可能，治疗师在会见其他人之前，应该与沙盘游戏者谈论他的想法是什么。例如，儿童可能会希望治疗师在与其父母谈论时，要谈及或避免谈及一些特定的事情。而且，只要可能，沙盘游戏者都应该在会面时在场。

通常情况下，我会见沙盘游戏者的父母，主要目的是在为人父母这一艰难任务方面为他们提供支持。我会尝试着增强父母的自我，此外，我还会鼓励他们努力增强孩子的自我，具体做法是肯定孩子对自我的良好感觉，以及与孩子在一起时如果觉得开心，就表现出开心。这并不意味着一味地赞扬孩子，这会被理解为是一种评判；只需要简单地确认一下孩子对于自己的良好感觉就行了，例如，"画了这么漂亮的一幅画，你一定感觉很好吧！"或者"赢了这场比赛，你肯定很高兴！"或者仅仅是"跟你在一起真好玩！"

将沙盘游戏视为神秘的或魔法

　　有时，沙盘游戏的效果看起来很神秘，如魔法一般，但大可不必如此认为。大多数创伤或者问题都源自童年期，沙盘游戏者经历了被抛弃、严格限制、过度批评和惩罚，或者不被周围的成年人"理解"和共情。当治疗师保持接纳的态度，给沙盘游戏者以自由，从不批评或惩罚，并与之共情时，就有助于治愈，重新激活（或引发）一个人的正常成长，这不足为奇。

　　沙盘游戏还允许在沙盘内对过去的事件进行重构。沙盘游戏者可以改变这些过去的事件，这样就有一种化解的感觉。沙盘游戏者可以把创伤事件在沙盘中具体地呈现出来，以稳定的、获得增强的自我来面对这一事件，然而却是用新的眼光，带着新的理解。此外，沙盘游戏还可以预见未来。有时候，在沙盘中创建曼荼罗，为沙盘游戏者带来了即将到来的感受：完整感（the feeling of wholeness）。这一体验能使沙盘游戏者努力去寻求这一完整感，尽管会伴有疼痛和焦虑。

第十七章　针对儿童和成年人的沙盘游戏

　　游戏疗法在 20 世纪 30 年代被认为是一种针对儿童进行治疗的有价值的方法。在当时，治疗师真正与孩子玩游戏这一概念，确实是一种创新（现在则已被广泛接受）。针对儿童的沙盘游戏治疗是游戏疗法的延伸。由于针对儿童的沙盘游戏是在这一背景之下进行的，治疗师可以预见的是，相较于对成年人开展工作，与做沙盘游戏的儿童之间的互动会更多一些。

　　一般而言，被带来接受沙盘游戏治疗的儿童，要么已在某些方面深受伤害，要么其意象和幻想已接受太多的理性分析，因此治疗师可能必须积极地帮助儿童来游戏。有时候，成年人也是如此。确实，儿童通常比成年人更接近无意识。对于治疗师而言，就游戏在我们过度机械化的世界中的价值，说一些引导性的评语，帮助成年人积极投入无意识的游戏之中更为重要。

　　治疗师与成年人之间的互动不同于治疗师与儿童之间的互动。对儿童开展工作时，治疗师通常进入游戏之中，做儿童建议我们做的事。对成年人开展工作时，治疗师安静地为沙盘游戏者提供自由和受保护的空间，不碍手碍脚；沙盘游戏者可以做他们想要做的任何事情，不会受到干扰。

第十八章 理解与解释

沙盘游戏治疗师的首要任务是为沙盘游戏者提供自由、保护和共情；第二项任务则是理解沙盘游戏——"读懂"沙盘场景，把一系列沙盘作为一个整体来理解，这也可称为解释。

在之前的章节中，我有点淡化解释的作用，强调共情，而不是评价；强调欣赏，而不是理解。然而，也有一些时刻，用头脑去理解一个沙盘序列，或者一个沙盘中正在发生的事情，也是非常关键的能力。例如，当治疗师遇到困难或者更严重的病理指征，超出其能力范畴时，其就要做出是否转介给其他治疗师的重要决定，或者要决定是否与其他亲属如家庭成员或老师面谈。这些情况都必须带着最大限度的共情来处理，同时也需要理解在沙盘游戏者身上正在发生什么。

另外一些需要理解能力的时候，是在与沙盘游戏者共同回顾沙盘幻灯片时（根据我的实践，通常是在沙盘游戏过程完成几年之后）。我发现，与沙盘游戏者一起看幻灯片之前，需要独自把所有图片先看一遍，并尽力理解沙盘中的一些细节。但是，我的理解不能干扰来访者自己对沙盘和沙盘游戏过程的领悟。这种回顾是共同进行的，这也是它有如此良好的效果的原因。

如果治疗师需要与行业专家一起回顾一个案例，理解也是必需的。或者，在沙盘游戏者的明确同意下，治疗师把个案呈交给一个专业组织或者提交给国际沙盘游戏治疗学会或者公开发表，理解也是必不可少的。这些是更为公开的展示，需要极为谨慎小心地处理。我认为，要公开展示一个个案，需要在治疗结束几年之后才能进行；如果治疗仍在进行，肯定不宜展示。在公开展示前要有沙盘游戏者的书面同意。如果可以的话，最好能让沙盘游戏者确切看到所要展示或出版的内容。

每一位沙盘游戏治疗师都需要找到属于自己的理解沙盘游戏的方法。对我而言，帮助最大的是观察水平、阶段、顺序和主题。我将在第十九章讨论这一问题。本书的第二部分探讨如何探究象征的意义这一问题。

象征是沙盘游戏治疗师最为普遍的路标，但是永远也无法完全把握。象征是动态的，而不是静止的。象征的意义取决于具体的情境。一个沙具的象征意义会因摆放位置的不同、围绕其摆放的沙具的不同而发生变化，正如变色龙的颜色会因变色龙所处环境的不同而变化。"象征总是涵盖复杂的状况，超出了语言的把握，不能以明确的方式来表达"（Jung，1969a：254）。荣格还指出，"象征总是在表达某些我们不得而知的事物"（Jung，1969b：175）。

沙盘游戏：心灵的默默耕耘

第十九章　水平、阶段、顺序和主题

水平

当我谈论水平的时候，我所指的是沙盘游戏者的工作所处的意识水平。这种意识水平涉及从低于意识的水平或下意识的水平，到即刻专注的思维这一更高的意识水平。这些水平包括以下几个方面：

过去的事件与关系

1. 处于无意识中的创伤

这里所指的在沙盘游戏者的生活中发生的创伤事件，可能严重干扰了其正常的发展，但无法在意识层面触及。例如性虐待，可能发生在前语言的时期，或由于其他原因在那一时刻无法用语言说出来（如受到虐待者的威胁）。在沙盘游戏中，意识层面无法触及的创伤可以不需言语而被描绘或再现。在共同移情这一提供保护的神圣空间里，当创伤通过沙盘游戏这种非言语的方式得以分享时，沙盘游戏者就能安全地开始触碰创伤。最终，关于创伤的记忆可以充分进入意识，创伤的影响就不会大部分处于意识控制之外。

2. 意识层面记忆的创伤事件

这里所指的是发生在过去但没有被压抑到无意识中的事件。我们能想起的这类事件包括疾病、见证了令人痛苦的事件的发生、亲人的死亡，有时甚至是更痛苦的经历。这类在意识层面被记住、可以通过言语来探讨的事件，更接近我们的意识，可以通过言语来重新体验并转化。

当前事件与关系

这是指父母、孩子、配偶、恋人及朋友之间持续进行的体验。在做沙盘游戏的过程中，通常会激活对这些当前关系和体验的感受。事实上，沙盘游戏者可能会专注于某一特定的突出问题，不可避免地会把这一问题带到沙盘游戏的过程中。

共同移情

治疗师要对来访者一方产生的消极或积极移情暗示保持警惕，同时对自己对于来访者的感受保持警惕。这有助于减少盲点，能够帮助对沙盘游戏者有更清晰的理解与共情。

原型体验

原型体验源于集体无意识，可以在任何时候以令人恐惧、狂喜或者深邃的方式涌现。原型体验几乎总是神秘的。这一水平的无意识并不是被压抑记忆的储存所，而是深不可测的资源之所在。体验这一深层的无意识，能够释放创造力。

以上四种水平都能相互作用。当前关系问题可能重新激活关于被压抑和未被压抑的事件的记忆。关于移情的和现实的关系的感受可能会交织在一起。沙盘游戏可以同时把这些持续进行的交互作用的复杂性描绘出来，而用语言表达的线性模式有时无法做到这一点。

在上述任何一个水平中，无法避免的朝向自性化的迫切要求总是处于活跃状态。

阶 段

我觉得概括沙盘游戏过程中的阶段有一定的危险性，因为我知道，每一个沙盘游戏的过程都是独特的，或绝无仅有的。不可能——或者也许不应该——对它们进行概括。然而，我注意到一些特定的阶段会经常出现，在这里把它们列出来可能会有所帮助。

开始和结束

1. 初始沙盘——期待的或要做的事情

（1）做初始沙盘时，要尊重沙盘游戏者和他们的感受。做沙盘游戏对他们而言，可能有点令人害怕，或者说是一种挑战。努力地去感觉他们的感受。

（2）你的感受如何？这同样重要。察觉到他们的情感与你的情感的联结程度也很重要，这些感受通常是相互关联的。

（3）沙盘游戏者有没有在沙盘中掩埋或隐藏了沙具，后来才发掘出来或发现？

（4）沙盘是混乱的，还是过度整齐的？极端的混乱或极端的整齐都有可能导致接下来的沙盘更为平衡。

（5）移情的状况怎样？沙盘游戏者对你或对你所收集的沙具是批评还是赞扬？

（6）有没有滋养的标志？例如，沙盘场景中出现了食物或喂养场景，可以反映出沙盘游戏者需要滋养，或者暗示着沙盘游戏者已在沙盘中真正体验到了被滋养的感觉。

（7）有没有使用水？或者，如果没有使用水，有没有使用水桶、提桶、水井等盛水的容器？水井可能暗示着愿意把无意识的内容带入意识当中。

（8）有显示母—子联合体的迹象吗？

（9）如果问题被呈现出来，沙盘游戏者是如何处理这一问题的？初始沙盘通常会同时描述有问题的状况和可能的解决方法。

（10）如果沙盘场景令你感到焦虑，应当考虑找一位可信赖的专家顾问进行会诊。不管我们的经验如何丰富，我们都能从专家顾问那里获益。

2. 结束沙盘

我们可能很想知道，是什么构成了一个"结束"沙盘。你怎么知道一个沙盘游戏何时完成？这两个问题并非同一个问题。有的时候，沙盘游戏的过程会被与沙盘游戏并不相关的情况打断。另一些时候，沙盘游戏的场景本身清晰地显示沙盘游戏已近尾声。例如，在厄休拉（Ursula）最后的沙盘场景中，一个代表她自己的人骑着马离开了沙盘。

对于是什么构成了一个完整的过程这一问题，并没有最终的答案。

不同的沙盘游戏者有着各不相同的完成沙盘游戏过程的方式。但是，要成为国际沙盘游戏治疗学会、美国沙盘游戏治疗师协会和其他沙盘游戏组织的成员，其中的一项要求就是要准备一份"已完成沙盘游戏过程"的个案报告，因此是什么构成了一个完整的过程这一问题经常会被问及。我认为，埃斯特尔·温瑞布的答案是我听过的最有助益的一个。她说：

> 没有一个人的成熟的人生过程是已经完成的。但愿我们能持续发展我们生命中的方方面面，历经心理发展的多个阶段；完成（相对而言）一个阶段之后，进入下一阶段。因此，一个人可以与（一位）治疗师"完成"一个特定的阶段，然后进入下一个阶段……两者都具有价值。在任何情形下，当一个特定的阶段已适当地完成时，病人/来访者和治疗师通常都能察觉到。
>
> （温瑞布 1989 年在美国沙盘游戏治疗师协会年会上对问题的回答）

中间阶段

我们当中有一些人会发现，成年人在做完初始沙盘后，可能会逐渐或突然"坠入"或退行到集体无意识当中。这一时期的沙盘经常以水域为特征，水域中有一些与水相关的沙具，诸如贝壳和鱼，但却没有人和陆地上的动物。通常，这一阶段过后，出现的是我们俗称为"回归市场"的沙盘。在这些回归市场的沙盘场景中，人物、建筑物和其他代表集体意识与日常生活的沙具会被重新使用。这一回归可能会伴随着创造力的激发。他们可能会在沙盘中建造一些东西，或用陶土制作一些东西（我总是在沙盘游戏室里放一些陶土），或者用沙盘游戏治疗师在沙具架上提供的其他材料来创作。

这种坠入集体无意识和回归集体意识与日常生活，可能会反复出现几次。当然，这些不同的阶段不会总有清晰的划分。我再次发现我自己在反复地说："每一个过程都是独一无二的。"也许更好的处理方式是，治疗师并不期待这种坠入和回归的发生，但对发生的可能性保持觉察，因此在其确实发生的时候保持警惕。

在沙盘游戏过程中，有可能体验到的阶段还有母—子联合体阶段。这种母—子联合体首先显现为原型的或动物的水平，之后才会采用人类的沙具。另一个常常可以观察到的阶段是区分男性特质与女性特质的阶段，紧随其后的阶段则是男性特质与女性特质相整合的阶段，有时会出现经典的神秘结合（coniunctio）。

　　与这些发展阶段交织在一起或紧随其后出现的，是一些可能最终导向所谓"自性"沙盘的场景，此时，"产生了一种内在宁静的心灵状态，通常会带来神秘的体验，并建立与灵性的联结"（卡尔夫，1991：12）。

　　然而问题再次出现："什么是自性的沙盘？"1987年在日本举办的国际沙盘游戏治疗学会年会上，多拉·卡尔夫在她的演讲中对这一问题的回答是："我认为，不同的人在沙盘中描绘自性的方式也各异，但其中的共同点是其神秘特性的深度与沉静。"多拉·卡尔夫经常强调伴随着自性沙盘的神秘性。我想到了厄休拉的话语："它是宇宙"。我也想到了伊尔萨的分析师看到伊尔萨的自性沙盘时所做出的评论："它让我浑身起了鸡皮疙瘩。"

　　一种趋势是把自性的汇聚（self-constellation）和自性的显现（self-manifestation）这两个术语交替使用。有一个时期，我尝试在诺伊曼和卡尔夫有关发展阶段的理论基础上，对两者进行区分。读了弗德汉姆关于自性的著作（Fordham, 1969：98-103）后，我放弃了这种尝试。不管通过哪种理论来看待，自性沙盘的出现对沙盘游戏者与治疗师而言都是一次势在必行的体验。自性沙盘能释放能量，紧随其后的是自我的增强，这在后续的沙盘场景中可以看到，如厄休拉的系列沙盘。

　　曼荼罗的出现通常表征着自性的汇聚或显现。但不幸的是，有一种倾向是把曼荼罗与自性沙盘等同起来。曼荼罗最简单的形状是外方内圆或者外圆内方。它最初是一个佛教意象，有助于冥想。中心化的趋向通常与自性沙盘相关，但它们并不是同一个事物。自性的沙盘可以有各种各样的形式，曼荼罗也可在各个时间阶段出现。有时它们一同出现，有时却没有。

顺序

　　我发现，知道每个沙具摆入沙盘场景中的顺序，对我深度回顾某个沙盘游戏过程极有帮助；这种深度的回顾可以为我与沙盘游戏者一起回顾其沙盘或做演讲做好准备。例如，来访者可能先摆入一个积极母亲的象征，随后放入一个消极母亲的象征；或者描绘的是先被剥夺，之后被滋养；或者先使用表征否认恐惧的沙具，之后又放入表达恐惧的沙具。

追踪这些顺序的轨迹，能帮助我理解沙盘游戏者在创造沙盘游戏场景时发生了什么事情。

治疗师在观察沙盘场景的创建过程中，要记录好沙具摆放的顺序，以便做顺序分析。一些治疗师认为做记录会破坏他们与沙盘游戏者的联结，是一种过于理性或过于心智化的做法。我所使用的坐标系统对我而言变得多少有点自动化，使我能在不分心的情况下进行记录。

当然，治疗师也可以从一幕沙盘场景到另一幕沙盘场景来追踪顺序。有一些沙具被隐藏起来了，或难以在照片中辨识出来，这就要求细致记录沙具的特性。在追踪几幕沙盘场景之间的顺序时，可以观察到一些相同的原则。但是，我尤为推崇的是关注在一个沙盘内沙具的摆放顺序。

主题

我发现在回顾或解释沙盘时，记住一些关键的主题很有用处。下面列举了一些关键主题，并提及个案研究部分的个案的名字作为参考，以说明沙盘游戏者（或其心灵）是如何就这一领域工作的。

孵化地

沙盘游戏者经常会在沙盘中放入某种围场，那是他们的成长和转化所需的避难所。凯西在沙盘中用了温室的沙具。在早期的沙盘中，温室的门是关着的。但是，在她最后的几个沙盘中，温室的门打开了。到结束的时候，温室不再出现，它已经完成了它的使命。

艾达在21个沙盘中都采用了"圣池"，只有极小的变化。有一个时刻，她在水池边做了一个出口，通往外部世界。但她的心灵认识到这是不成熟的。在随后的沙盘中，她做了另一个"圣池"，没有出口。最终，她也能把"圣池"抛到一旁了。

为旅程提供能量

能量在沙盘中可能以多种形式来表现，包括：水或食物；机械能（汽车、加油站或者气泵）；动物（原始的动物代表攻击性能量，而家养的动物代表可控制的能量）；帆船和滑翔机（自然风/灵性能量）。

伊尔萨在她的初始沙盘中使用了美洲豹，表征她所需要的更为野性的动物能量。除此之外，还有一个"亮点"：美洲豹是从烤箱中跑出来的，烤箱是女性的容器，女性的攻击性能量正蓄势待发。在接下来的沙盘中，她通过水的形式来表征能量：她为一只小鹿提供水，小鹿在继续它的旅程，它在初始沙盘中就已开始了它的行程。

厄休拉摆了一个沙具，表征她自己，她描述她"几近无助"地坐在花园里。然而，她还有一些能量可用：一辆汽车停在花园外面，那是动力十足的男性能量，以后这些能量能为她自己所用。

能量阻滞

在一个沙盘中，凯西把一架飞机放在树上。我问她飞机在那里做什么，她回答说："它卡在那儿了。"在她的沙盘游戏过程中，她曾有被卡住的感觉；当她把这种被卡住的感觉描绘出来后，她能够继续前进了。

伊尔萨在初始沙盘中，做了一条被阻隔的溪流。转介她的分析师说，在分析中，伊尔萨似乎也卡住了。伊尔萨说，她感到在生活中进退两难。在结束沙盘中，伊尔萨把一头小熊放到在水道上漂流的救生筏上，它在沙盘中可以去往任何地方。她已经不再被卡住了。

在旅程中

沙盘游戏者可以采用多种方式来表征他们的旅程：水中的船、道路、汽车、将要起飞的飞机。在关于圣门的第二十三章中所描述的第一位女士，在她的旅程中与她同行的动物和人太多，她不得不使用两个沙盘。

罗达在她的第二个沙盘中放置了五个台阶，通往排成一圈的沙具，这似乎是一条道路，将她引导至由五幕沙盘游戏场景构成的沙盘游戏过程。

被权威控制与直面权威

伊尔萨刚开始的时候，摆了一个专横的、危险的继父形象，她认为这也表征所有的权威。之后，她摆了一个小熊仔，直面那个人。后来，她能够去面对一个男性的"恶魔"，削弱了他的气势；她说，他只是虚张声势而已。

处理愤怒

如果凯西在沙盘中展示出愤怒——针对我的愤怒，或谈及她的家庭时的愤怒——那么，不出意外，她在接下来的一次沙盘制作中就会把动物用围栏围起来。凯西一直害怕自己的愤怒，那是多年来累积的愤怒。她的一个任务就是发现自己可以控制愤怒，因而不必再害怕它。把动物用围栏围起来有助于她体验这种控制。

在一次与艾美的面谈中我迟到了，她在那一天的沙盘中清晰地表达了她的愤怒。即使后来我们回顾沙盘时，她也记不起她曾感到愤怒。但是，让愤怒无意识地进入到沙盘中，也会产生效果。不久，她在同一个沙盘中找到了宝藏。同样，在埃米（Amy）的沙盘中，她先在一次沙盘游戏中体验了愤怒；在随后的沙盘游戏中，她体验到了力量。

黛比刚开始的时候，会否认因患了癌症而感到愤怒和害怕。在做第三个沙盘的时候，她终于能够体验到这些情感；这一体验释放了很多能量，能让她做好准备，面对死亡。

女性特质与男性特质的发展

在一系列的沙盘中，有可能出现这样的时刻：沙盘游戏者体验到需要加深对自己的性别的认同，或者需要更清晰地区分与自己的性别相反的那一面。

厄休拉做了一个几乎全部由贝壳组成的沙盘。贝壳是一个经典的女性特质的象征。杰姆把一头强大的雄性大猩猩放在了山顶上，大猩猩英勇无畏地面对着来自许多动物的威胁。黛比把属于男性特质的沙具放在沙盘的一侧，把属于女性特质的沙具放在另一侧，以此来区分男性特质与女性特质。

对立面的统合

沙盘游戏提供了很多机会，可以联结沙盘场景中对立的两方或两部分。之后，沙盘游戏者能够统合对立面，并把超越功能带入沙盘游戏过程当中。

凯西会重点关注好与坏，并把坏与男性特质、好与女性特质联系起来。在较早的一个沙盘中，她把她所谓的坏男孩放在一个教室里，把所有好女孩放在另一个教室里。在后来的沙盘中，她把既有好的也有坏的男孩和女孩混合摆放在一起。最后，她在一个出现了很多对立面的沙盘的中央摆放了一座桥。她说，这是一座"所有人的城市"。

罗达在她的第二个沙盘中，把黑鲸认同为她那一切都糟糕的父亲，把白鲸认同为她那一切都好的母亲。两极的分化非常不利于其进入成人期的成长。在后来的一个沙盘中，她用一只黑白相间的企鹅，结合或统合了这些对立面。

黛比起初认为，女性要劣于男性，当然，她憎恨男性的"优越"。她为死亡做准备的其中一项任务就是认清这一男优女劣的观念，并转化它。在她后期的沙盘中，男婴与女婴并排站在一起，表征着男女的平等，来自无意识的太阳从他们身后升起。

收获宝藏

罗达的宝藏是她长久以来被忽视的灵性的感觉。在她的初始沙盘中，通往宝藏的道路被阻隔了，但是在障碍物的周围有一条可能到达的路径。在她的结束沙盘中，她能够获取灵性的宝藏了，这是之前无法触及的。

在初始沙盘中，伊尔萨撒了一些像珠宝一样的彩色玻璃，预见了在无意识中找到宝藏的可能。在她的第四个沙盘中，她找到了宝藏：一堆金币。在艾美体验到愤怒之后，一个装有金币的珠宝箱和一块水晶出现了。

这里举的几个例子，是让你们了解一下在个案中，如何聚焦可能的主题和关键的领域。我不会刻意寻找这些主题和领域，但当它们出现在沙盘中时，我可以确信，此时有一个过程确实在展开。

第二部分

象征研究

第二十章　象征研究导引

　　不管是在人类这一物种的进化当中，还是在个体的生理发展当中，意象（IMAGE）都早于言语（WORD）而出现。后来，口头语言得以发展，以便于远距离交流。最终，书面语言出现，使交流可以穿越时空。沙盘游戏的非言语技术主要依赖意象而非言语。它把来访者带回了进化和生理发展的早期，带回了视觉意象而不是语言概念化占主导地位的时期。

　　关于沙盘游戏中的视觉意象的论述已有多部著作，可以购买，也可以从图书馆借到。但我认为，理解这些意象最好的办法是准备一部自己的"著作"。多拉·卡尔夫经常鼓励治疗师了解其所收集的成套沙具中的每一个沙具的象征意义。为了回应她的教诲，我通过书本、研讨会的笔记以及与同事的探讨，整理出了我自己的象征目录。随着时间的流逝，我看到不同的沙盘游戏者使用沙具的时候，赋予了沙具不同的象征意义，因而我的象征目录也不断得到扩充。这反过来也促使我对某几个象征进行深入研究。

　　作为我对象征进行研究的范例，我收录了一篇有关海龟的演讲报告和三篇有关其他常用沙具（桥梁、圣门、太阳和月亮）的文章。此外，我还收录了两篇有关更普遍的象征概念的文章，有助于我们理解系列沙盘的重要意义，一篇是关于赫斯提与雅典娜，另一篇是关于诺伊曼和卡尔夫所提出的儿童发展阶段。

　　关于海龟象征的研究资料，我已向荣格学派的听众和学习沙盘游戏的听众做了多场报告。大家都知道我与海龟之间联系极为紧密，多年来我收到了许多海龟的沙具和有关海龟的消息的剪报，对此我欣然接受。每次做关于海龟的报告时，我总会增加一些内容。本书中关于海龟的内容是一份书面报告，我在口头报告中介绍海龟的生物习性和相关神话时用了很多插图，在本书中用文字描述来替代，但是沙盘游戏场景有关海龟的重要图片则被保留下来。

　　桥梁与圣门这两个沙具在沙盘游戏中经常被用到，这引起了我的关注，因而有了本书中桥梁与圣门这两个章节。我很好奇，如果加深对桥梁和圣门这两个沙具的了解，是否有助于更好地理解它们是如何被使用的。关于太阳和月亮的象征意义的简短论述，受到了河合隼雄博士的研究启发，他研究了太阳女神，同时也论及了月亮（Kawai：1992）。

关于赫斯提与雅典娜这一章，并不是论述某一特定的沙具，而是探讨女性的两面性，这是我在我的分析工作中首先觉察到的。在实际工作中，我研究了"家庭主妇"群体和"职业女性"群体这两组女性的两面性，我认识到这相似的对立面通常在女性所做的沙盘游戏场景中表现出来。

第二十六章说明了如何运用诺伊曼和多拉·卡尔夫的理论来阐明不同年龄和发展阶段的儿童的初始沙盘和后续沙盘的意义。

沙盘游戏：心灵的默默耕耘

第二十一章　海龟与过渡依恋物

1987 年，我告诉我所有的来访者，我将在一年之内退休，不再继续心理分析实践工作。在那一年，每个人都以自己的方式去应对我即将退休这件事，或者也可以说是即将发生的遗弃。一位女士问我："你怎么能退休呢？将会发生什么？"我回答说："我不知道，我之前也没有退休过。我们只有等着看会怎么样。"另一位女士在我退休前九个月就结束了治疗，她告诉我她宁愿先离开我，而不愿意等到我让她离开。我认识到，我自己也必须去处理退休所带来的丧失。即将离开并结束分析工作中的这些特殊的关系，我感到很悲伤。

想到所有这些，我认识到从被放在婴儿床上的婴儿时期，到童年期，再到步入并经历成年期，我们都体验过被遗弃的时候。这些体验不断累积，每一次新的体验都能再次激活先前的体验。当我们的治疗师休假、生病或者退休时，不管如何对此进行心智化的理解，我们都理所当然会感受到被抛弃。

但是，这些被遗弃的体验同样也能汇聚其他的感受——那种力量不断增强的感受。随着时间的流逝，我们也会积累应对问题的方法，我们变得更强大。我从我的来访者身上识别到了以下一些应对方式：压抑；否认；补偿；表达愤怒；激活支持系统，以及向内寻找内在的支持，找到自己内在的指引。

我很想知道，在我即将退休的那段时间里，为什么有那么多的沙盘中出现了海龟的沙具。在我实际退休的那一年的年底，很多女性在与我做沙盘游戏时，都在沙盘场景中摆放了海龟，尤其是一大群的海龟或刚刚出生的海龟。海龟在某种方式上是不是与我的离开有关，与她们应对丧失的方式有关？我尝试去理解到底发生了什么，于是开始了我对海龟的探究。

沙盘场景

　　这些临近结束的沙盘的场景是由六位女性创作的，她们的年龄在接近 40 岁到 50 多岁区间。她们跟我做沙盘游戏治疗都已超过一年甚至更长时间。这些女性都没有非常严重的病症；而且在完成这些最后的沙盘之前，大多已经做了至少二十个沙盘。

　　第一个沙盘（见彩色沙盘 1："安全的海龟圈"）是一位女士做的，她已经跟我做了多次沙盘，但在此之前从未用过海龟的沙具。这幕沙盘场景是她在我宣布要退休的半年后做的。沙盘场景的中心位置是一只陶瓷的海龟和一只带着三只小海龟的海龟妈妈。另外有许多海龟呈半圆形围绕着它们，总共有十六只海龟。在这个半圆形的海龟圈外，还有由八匹马组成的另一个半圆形，在它们之上的是一位双手握蛇的女神，俯瞰着整幕沙盘场景。

　　除了带着三只小海龟的海龟妈妈外，沙盘中还有其他一些意象与诞生有关：右上方有在巢中的鸟，左上角有一个怀孕的女人，左下方还有一只正在孵蛋的母鸡。

　　这位女士把这个沙盘游戏场景称为"安全圈"。她说："我有一点担心，但我们现在有了安全圈。"在接下来的六个沙盘中，她有五次用到了海龟的沙具。

　　另一位女士的结束沙盘（见彩色沙盘 2："庆祝圣龟的诞生"）是一幕诞生的庆典场景。沙盘的中心位置是一只小海龟正从蛋中孵化出来。两位女乐师在为小海龟的诞生演奏。这一处于中心的场景的后面有两棵大树，繁花朵朵，这是植物领域里生命的诞生。在沙盘的右下方，一群海龟在密切关注着这一事件。

　　这个沙盘中也有来自女性的守望。沙盘的右上方有一群有原型的女性人物正在观望：一位伊特鲁里亚女神（Etruscan goddess）——莉萨·戈雅（Lisa de Goia）；希腊的操蛇女神；东方的慈悲女神——观音菩萨；以及"智慧老妇人"。在这些女神下方的是两个农妇，她们转过身来，面对着那一场诞生。在沙盘中心右侧，有一只长颈鹿、一头猪、一只野兔和一只臭鼬，沙盘左下方有三只鸟，一只天鹅在蜿蜒流动的小溪中。所有这些动物似乎都在见证和庆祝诞生。整幕沙盘场景给人一种神圣诞生的印象，女神、农妇和动物们都在出席。

在正在孵化的小海龟的旁边，有一个戴着眼罩的小男孩。可能创作这个沙盘的女士有一个年幼的阿尼姆斯原型，愿意去接受完全"看不见"。他不必有意识地睁大眼睛，看着如此圣洁神秘的事件在离自己如此之近的地方发生。他可以从内在观看，知道发生了什么。

还有一位女性在她最后的沙盘场景（见彩色沙盘3："海龟朝着女神盘旋"）中做了两个由海龟构成的圈，一边一个。每个海龟圈的中心位置都是一只海龟蛋。右边的海龟圈里，有一只正在从蛋里孵化出来的小海龟，与前面那位女士所用的沙具一样。围绕着这些圈的是繁花盛开的大树，沙盘的四个角各有一棵，沙盘的顶部也有一棵。

形成一个圈的海龟都在朝着女神的方向爬行，似乎它们正前往一个圣洁的地方去朝拜她。这位女神是莉萨·戈雅，伊特鲁里亚女神或女祭司，也是前面的那位女士在沙盘中使用的沙具。这位女神被认为是表征一位女祭司，预告新事物的诞生。

接下来的一幕沙盘场景（见彩色沙盘4："海龟朝向神灵爬行"）中是另一种盘旋：有一群海龟朝着一位神灵爬行。这一次位于中心位置的神是福禄寿（Fukurokuju），是日本七个好运之神中的一个。他是一位哲学家，为人类履行善行，以其睿智而闻名，在日本非常受尊敬。

这个沙盘是在离我退休还有十年的那一年做的。所以，当我回想起它的时候，我想这应该是一个例子，说明出现在沙盘里的一群海龟与即将发生的分离和丧失并没有任何的联系。但当我翻开笔记本，查看这位女士当时创作这幕沙盘场景时发生了什么事时，我才发现这就是属于"结束沙盘"的类型。她做完这次沙盘游戏之后，不再一周一次来见我，而是开启了一个月一次的节奏。

第五个沙盘（见彩色沙盘5："去往朝拜圣母玛利亚的路上孵化小海龟"）的焦点是在池塘边或湖边孵化的小海龟。在小海龟的旁边有蛋壳碎片，强调它出生时是破壳而出的。小海龟在一个黑色婴儿的指引下，朝着一条小路前行。这条路经过一条龙，延伸至树林中的房子。圣母玛利亚站在屋顶上，手里抱着圣婴基督。

最后一个沙盘（见彩色沙盘6："海龟的珠宝之旅"）是一位女士做的结束沙盘（在我们面谈期间，她已经做了许多个沙盘）。一只陶瓷的海龟跟在一只黄铜制成的海龟和两只小海龟的后面，正走在一条以被水环绕的小山为中心的小路上。山的顶部被挤压下去，像个鸟巢，但巢里装的不是蛋，而是装满了珠宝。

回顾六位女士所做的海龟沙盘，我们关注到有以下几个重叠的主题：

海龟群：沙盘 1、2、3、4 和 6

诞生：沙盘 1、2、3 和 5

走向神圣之旅：沙盘 3、4、5、6

神秘的特性：全部 6 幕沙盘场景

这 6 幕沙盘场景全部都有表征神圣或自性的沙具：

沙盘 1：操蛇女神俯瞰整个沙盘

沙盘 2：一组女神见证神圣的诞生

沙盘 3：位于中心位置的伊特鲁里亚女神

沙盘 4：站在山上的东方的男性神灵

沙盘 5：圣母玛利亚和圣婴

沙盘 6：代表自性的珠宝

相同的陶瓷海龟出现在这组沙盘中的第一个和最后一个沙盘当中。这个陶瓷海龟沙具的背后还有一个故事。多年以前，我拜访了一位陶艺师，她在创作室里制作了这只陶瓷海龟，送给了我。13 年后，在我退休的时刻，我与她共同回顾了她的沙盘，并再次感谢她送给我的海龟。于是，她告诉我她是如何对海龟产生兴趣的。1975 年，她偶然读到了一篇关于一位女性被一只海龟援救的新闻报道。我当然也对此感兴趣，问她是否保留着那篇报道。她在一本自那时起就保存下来的杂志上找到了这篇文章：

> 失事轮船的幸存者 Candelaria Villanueva，52 岁，是英雄般的海龟善意行动的受益者。据来自海军的报道，在岛际渡轮沉没之后，她骑在巨大的海龟背上漂流了两天。报道还称，在她被救出水面后，海龟绕着援救船只游了两圈，确定她平安无事之后才游开。

后来在明尼阿波利斯，当我向一群听众讲述这一研究时，有人问我是否读了《明尼阿波利斯星岛日报》。极具共时性的是，就在那天早上有一篇关于在菲律宾有几个人为海龟所救的新闻报道。1989 年 5 月 21 日的《星岛日报》写道：

> 菲律宾马尼拉，一只巨大的海龟把五名奄奄一息的幸存者拖到安全地带，他们的小船因热带风暴掀起的海浪而失事。调查者援引一位幸存者的话说，遇到海龟之前，五人已在破烂不堪的木筏上漂流了三天。他们把木筏绑在海龟的一条腿上，海龟拖着木筏游了两小时，直至他们遇到渔民，得到救援。

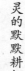

因此，我关于海龟的第一个发现是：海龟会救援。海龟会救出受到溺水威胁的人。而且我认为，在我即将结束从业生涯之时，我的病人可能会觉得自己在大海里有点迷失方向，他们在海龟身上找到了合适的意象，能帮助他们平安到达岸边。

生物学上的海龟

当我开始研究海龟的探寻之路时，我对海龟知之甚少。我知道海龟是雌雄同体的象征，也是对立面统合的象征。多拉·卡尔夫多次指出这一点。海龟结合了天（穹顶状的龟壳）和地（四方形的底部），也结合了男性（突出的头部）和女性（圆形的腹部）。我想起荣格写过，海龟在梦中是一个自性的意象。

我还知道海龟相当长寿。很多海龟能活到超过 100 岁。我通过阅读了解到，在中国，人们相信龟可以活更长时间——超过 2 000 年，甚至是 3 000 年。我也知道海龟出现在地球上已有很长时间了，但我不知道到底有多久，直到我在约瑟夫·坎贝尔（Joseph Campbell）的著作中看到了一个图表（Campbell，1983：18-19）。图表中指出，海龟的出现可以追溯到 2.2 亿年前。因此，海龟作为一个类属，肯定是适应性极强的。想一想它们曾历经冰河期、干旱、洪水等灾难，它们都一一幸存下来。因此，我认为，也许我的病人在沙盘中使用海龟的沙具，部分原因是要再次确认她们的适应能力。她们也能够应对和适应各种变化。

据生物学家考证，海龟在地球上的数亿年岁月中形态几乎未曾改变。在其悠久的历史中，它们的外形一直保持原状，这是极不寻常的。这在一定程度上可以解释那些摆了海龟沙具的结束沙盘中的神秘氛围。海龟非常自然地带有原型的特性，因为原型：如同海龟一样，历经时代的变迁，仍具有远古的、相对而言未曾改变的性质。

那么，海龟能幸存的秘密是什么呢？生物学家对其独特的龟壳的功效惊叹不已，称它为"陆上动物能设想到的最杰出的盔甲"（Bustard，1973：14）。当我们感到恐惧的时候，能有如此有效的防御系统再好不过了。我认为，当病人感到处于危机状态时，我们作为治疗师，不应该去挑战他们的防御机制。关键是要消除这种危险，无论是真实存在的危险还是感觉到的危险。

我继续研究，了解到更多关于海龟生命周期的知识。我发现，小海龟们从未见过妈妈。海龟妈妈在小海龟出生之前就抛弃了它们。小海龟们也从未见过爸爸。根据杰克·罗德尔（Jack Rudloe）关于海龟生命周期的著作，科学家很长时间都无法确定是否存在雄性的海龟。他们不知道海龟是如何授精的，因为他们从未在陆地上看到过雄性的海龟。但最后，他们发现，确实有一只雄海龟，他在水里，有时在海洋深处，骑在雌海龟身上（Rudloe，1979）。

交配完成之后，雌海龟会回到当初自己被孵化出来的海滩上。或者，更确切地说，她们回到她们作为蛋被产下来的地方，而无论后来她们在哪里被孵化出来。科学家发现了这一点，他们当时为了保护濒临灭绝的海龟，把位于靠近大城市的海滩的巢穴里的海龟蛋转移到别的地方进行孵化。但是，雌海龟仍旧回到蛋最初被产下来的地方去产蛋，而不是回到科学家把她们作为海龟蛋带去的、让她们得以安全孵化的地方。最初的巢穴的位置似乎印刻在她们心中，她们被引导至生命的起源之地。海龟如何做到这一点，仍旧是有关海龟的众多谜团中的一个（Rudloe，1979：222–223）。

受精后，雌海龟来到海岸上，在潮水冲刷不到的地方挖一个深洞，把蛋产在洞中，用沙盖住，把表面整平，似乎在消除被看出这是一个巢穴的所有痕迹。在随后的几天或几个星期里，雌海龟会回来两三次，每一次受精可以产数百枚蛋。最终，她们离开以后，几年之内不会再回到那个地方（Rudloe，1979：72ff）。

我开始认识到，海龟的生命周期和我要退休时我的来访者们发现自己所处的状况之间，存在某些相似之处。我的病人也有一段时间被抱持在神圣空间的"巢穴"之中，也就是心理治疗的容器当中。而我就像海龟妈妈，步入退休这一未知的海洋当中，留下她们自己去孵化，让她们在没有我的进一步帮助的情况下，继续她们的生活。

在大约八周后（取决于其种类），海龟开始孵化出来。但是，最早破壳的蛋不会继续孵化，而是会等待其他的蛋都准备好时再孵化。一位自然学家将一块玻璃置于海龟巢穴的一侧，以观察整个实际的孵化过程（Carr，1967：78）。他发现，第一批孵化的海龟会静止不动，等待巢穴里的其他同伴一起破壳而出。所有海龟破壳后，顶层的海龟扒开巢穴的顶部，四周的海龟凿开周边的沙墙；位于底部的海龟则把从上面滤下来的沙子压紧拍实，同时会在大家有所懈怠的时候，活动手脚，其他破壳的海龟会受到刺激，继续工作。此时，没有海龟妈妈或爸爸的照顾，没有教学或守卫。正如 Carr 所描述的："这群幼小的、为了生存而奋斗的小家伙，没有任何教练来训练或催促它们……正是许许多多的小海龟奋斗不息（团结协作），才使它们稳稳地爬到了地面上"（Carr，1967：79）。

虽然巢穴位于海岸的高处，潮水无法冲刷而造成破坏，但小海龟不得不爬很远的距离才能回到海里。科学家发现，海龟本能地具有趋光性。在一个实验中，科学家在夜间举着一盏发光的灯，靠近刚孵出的幼龟，结果它们就像"飞蛾扑火"一样被灯光吸引（Watson，1992：24）。在大自然中，夜晚它们由映在海面上的月光来引路（如果有满月的话是最好的，因为这时月光最为明亮）。

当我更深入地思考这一发现时，我认识到，月亮散发光芒是因为太阳照耀着它。因此，小海龟被亲生父母抛弃了以后，依靠天空中的父母——太阳与月亮的光芒来指引它们的方向。我的来访者在她们最后的沙盘场景中，也接触到了原型层面的父母——那些神灵和女神，他们无处不在，可以指引我们踏上自己的旅程。

小海龟完成孵化，安全到达大海之后去了哪里，仍是科学的不解之谜（Carr，1967：94）。这有时被称为迷失之年。没有人知道小海龟去了哪里，人们再也看不到它们。只有等到它们足够成熟，交配受精，雌海龟回到同一海岸，生命周期再度开启。海龟的两次巢穴之旅之间可能要历经几千英里。Carr 报告说，曾有一只海龟在 1964 年 8 月被贴上标签，在 1965 年 10 月距离原来地点 1 400 英里的地方再次被抓到（Carr，1967：36）。罗德尔也提及，在哥斯达黎加，一只装有卫星信号传输器的海龟在其信号消失前已经游了 2 700 英里（Rudloe，1994：118）。

因此，在大自然当中，只有在诞生的时候，才会有大量的海龟聚集在一起。大量的受精后的雌海龟来到一个特定的海滩，产完蛋后就离开了。大量的小海龟在破壳而出后，爬行很长一段路，从海滩爬到海中。两三年后，受精的雌海龟才再次回到海滩来产蛋。并没有发现海龟之间有任何的交流。它们的旅行也是相对独立的。在大自然中，就像我的病人们最后的沙盘场景当中所呈现的那样，在海龟的聚集、遗弃和诞生之间有着必然的联结。

神话中的海龟

我深入研究各种不同的文化以及生物学家如何理解海龟，发现在最古老的文化当中采用龟来预测未来。早在中国的商代，大约公元前 17 世纪至公元前 12 世纪，龟被用于占卜（Allan，1991：112 - 123）。占卜者用火把龟壳加热，然后倒上水，直到龟壳裂开，他们根据裂纹的图案来进行解释，并在龟壳上标记来自神灵的信息。也许，我的病人在她们最后的沙盘游戏场景中使用海龟的沙具，部分也是出于这一目的：她们很想知道，也想发现，接下来在她们身上将会发生什么。

考古学和神话学的资料中，关于龟作为支撑物的意象比比皆是。在很多文化中，都有关于乌龟的背上驮着各种各样的动物的描述。例如，在中国佛教的雕像中，刻画了乌龟驮着蛇、青蛙、龙，甚至建筑物。

> 据说，北京天坛的木圆柱原本是立在一只活的陆龟的背上，人们相信这种动物在没有食物和空气的情况下能活超过 3 000 年，它们具有使木头不腐烂的神奇力量。
>
> （Williams，1976：405）

在一些文化中，人们认为海龟支撑着整个世界。例如，古代印度人认为，陆地由四头大象支撑，而大象却是站在大海龟的背上（Kento，1928：41 - 42）。另一个故事源于加利福尼亚州（Baja，California）的塞里（Seri）印第安人，讲述了海龟如何从海底深处把土壤驮出来，然后又驮出动物和植物，最后回到海底深处驮出塞里印第安人，所以海龟对他们而言是神圣的。在一些特定的节日里，他们会捕获一只海龟，放在海滩上，等到庆典的时候举行仪式，再杀掉它。据说部落里的妇女会来到海龟面前，把她们的秘密和问题告诉它，她们觉得它会帮助她们（Rudloe，1979：201）。

在类似的易洛魁人的创世神话中，一个女人被其愤怒的丈夫由天堂中的洞口推下，水中的生物在底下看到女人掉下来，迅速从海底堆集了一些泥土。一只海龟游到水面上，鸟儿把泥土放在海龟的背上。海龟的龟壳不断地长大，最后变成了坚实的大地，女人被鸟儿安全地带到了地面（von Franz，1972：31）。

海龟以其宽广无极的背驮载着其他的神灵。阿兹特克（Aztec）人的宗教中有这样一个意象：一位女神蹲在海龟的背上，在分娩。或者，海龟本身也可以直接诞下圣灵。印度的守护之神毗湿奴有时候被表征为从大龟的口中冒出来或诞生（Cavendish，1983：1921）。我想，这里也再次表明海龟与诞生之间有着一定的联系。

有时候，海龟可以支撑整个宇宙。我发现的最早的例子出现在公元前 12 世纪古巴比伦的界石库都鲁（Kudurru）上。界石的顶层是太阳神，之后是巴比伦神，守卫世界的四个部分的守护神，以及身份不明的战神。位于地底下的是诸位女神。最后，在深不可测的海洋中，有四个元素的符号，还有一只游着的小海龟，支撑着整个宇宙的大山（Campbell，1974：88-89）。

最后，在荣格有关炼金术的著作中，有一幅三相神（trimurti）的图，是印度教的神圣冥想的象征（Jung，1953：147）。在图中，又出现了一只海龟，位于底部，背上支撑着所有处于上部的东西。荣格把这只海龟解释为原初的混沌，也就是炼金术中的混沌物质（massa confuse）。海龟的背上有一个骷髅头骨，两只眼睛喷射着火光，即转化的气场（vas of transformation）。从喷火的头骨生长出来自东方的圣洁之花——莲花，而莲花也代表着自性。

重温这些文化艺术品，我觉察到，我的女性来访者在沙盘游戏中使用海龟的沙具，她们是在与某个意象产生接触，这一意象把她们被遗弃的体验与其内在的支持性的资源联系在了一起，而这些内在的支持性的资源又与新生命的创造密切相关。我因退休而离开她们，并不仅仅是一种结束，同时也是一种诞生、一种新的开始。正如荣格在著作中指出的："只有……处于完全被抛弃和孤独的状态下，我们才能体验到我们自己天性中的强大助力"（Jung，1969a：342）。

确实，多年以后，我与这些女性一一碰面，共同回顾她们的沙盘幻灯片，我发现，她们都在人生中取得了重大的进展：有一个获得了博士学位，其他人也发表了文章，还有一个正在写书。在一定程度上，可以说是我的退休激发了她们自身的力量，她们能够依靠自己不断前行，且硕果累累。这也让我想起，有一次，我在退休前休了长假，等我回来以后，我的病人迫不及待地告诉我，在我离开的这段时间里，她们取得了这样或那样的成就。

也许，我们这里探讨的内容有点类似温尼科特所称的过渡依恋物（transitional object）。如果婴儿有过拥有一个足够好的母亲的体验，他们会寻找一个能带来安慰的替代物，以应对母亲不在身边的情形；一旦有需要，婴儿就可以牢牢抓住这个替代物，不管母亲本人是否在场。最终，婴儿会把这一替代物内化，这一替代物在外部世界的物质存在就并不是必不可少的了。并不是这一替代物本身给婴儿带来支持与安慰。也许根本不是实际的替代物，而是当这一替代物在身边，可以拥有这一替代物时，婴儿的内在所体验到的感受带来了安慰和支持，并能让这种安慰和支持持续下去（Winnicott，1977）。

我在 1989 年开始研究海龟，但是直到 5 年以后，我才想起在我的生命中也有一只重要的海龟。我记得，那是一只海龟形状的枕头。我当时离开家人，前往东岸生活，有这样一只海龟枕头放在我的床头。这只海龟顶部是红色，底部是黄色。我记得，当时我独自一人生活，过第一个圣诞节，我的母亲把这只海龟枕头送给我。于是，我就像我的接受分析者一样，当我离开家时，也有一只海龟的意象作为过渡依恋物与我相伴。

关于海龟的诸多谜团，最令科学家感到困扰的是它们在深海航行时如何定位。它们在 800 英尺或更深的海里航行了几千英里，是如何找到返回最初海滩的回家之路的？诸多理论中，有一种是科学家推测它们利用地球的磁场来导向。

但是，来自哥斯达黎加和尼加拉瓜等地的年长的原住民却有着另一番理论。他们认为存在海龟精灵——是一块海龟母亲石在引导它们。罗德尔 20 世纪 60 年代末 70 年代初在哥斯达黎加找到了一些年长的原住民，他们发誓说在海龟海滩边的火山顶上看到了海龟母亲石。他们还说，当海龟回到海滩之时，海龟母亲石转了 180 度，朝向陆地；当海龟再次出发，回到海里时，海龟母亲石又转了 180 度，面向大海（Rud-loe，1979：255 - 265）。

没有人见到过海龟母亲石的转动，但他们对于海龟母亲石的转动深信不疑。在尼加拉瓜，看不到海龟母亲石，因为太多人爬到它上面，它很恼火，于是自己移到了哥斯达黎加。但在哥斯达黎加也看不到海龟母亲石了：为了不让人爬上去，它已经移到一个洞里面去了。所以，罗德尔也从未真正看到过海龟母亲石。但当他询问原住民时，他们都坚持认为海龟母亲石还在那儿引导着海龟。他们说："看着海龟们成群结队地在特定的时间来，又在其他的时间全部离去，难道还有其他答案吗？"当然，罗德尔不得不回答说他不知道。

1975 年，另一位科学家在危地马拉研究一个已有 3 000 多年历史的印第安人遗址。突然间，他的指南针的指针跳动了一下，指向了一块形状像海龟头部的岩石。通过更深入的调查，他发现所有的磁力线都指向海龟石的口鼻部位。后来他发现，海龟石的这一口鼻部位是由负重石———一种磁石——做成的（Rudloe，1979：263）。

在书的结语处，罗德尔说，科学家遇到海龟母亲石的那一年，正是有记录以来海滩上的海龟孵化数量最少的一年，世界各地的生物学家都

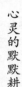

预言海龟再也不可能恢复到以前的数量。但是，在接下来的一年，海滩上又到处都是海龟。在位于火山脚下的延伸 5 英里的海滩上，大约有 2 500 只小海龟在爬行；在那火山顶上，据说有一块海龟母亲石，它看向大海，会转动，指引它的海龟宝宝们回到岸边（Rudloe，1979：268）。

罗德尔令人盼望已久的著作《找寻伟大的海龟母亲》，是以这样的话结尾的："我转向回家的方向……这可能是我第一次相信海龟母亲"（Rudloe，1995：271）。

因此，在与我做结束沙盘时使用了海龟的沙具的接受分析者在召唤一个意象、一种力量的源泉。那海龟的意象，是我们内在坚实的根基，能支撑住任何负担，不管这一负担有多重；它也是内在指引的精灵，在旅程中陪伴着我们，不管那旅程有多远、有多深邃，最终将带我们回家。

第二十二章　桥梁与超越功能

　　荣格关于超越功能（transcendent function）的概念，能清晰说明沙盘游戏治疗中的转化过程，并给在沙盘场景中使用桥梁这一特殊且重要的沙具的意义带来了新的理解。在其关于超越功能的重要文章里，荣格描述了心灵如何与其自身深层的分裂进行抗争，或有时超越这一分裂。这些分裂通常涉及明显无法调和的对立面的主张，如本能与精神、爱与恐惧、依赖与独立。超越功能对常处斗争中的对立面进行调解，通过一种和谐的象征，把它们统合起来。在意识层面，这被体验为一种新的态度，它超越了自性原初的分裂状态。态度得以转变之后，就有可能以自然而稳定的方式有效地改变我们的行为（Jung，1969b：67 - 91）。

　　荣格指出，"超越"一词，并不表示一种形而上学的性质，仅仅表明这一功能能促进从一种态度到另一种态度的转变。之后，荣格又指出，冲突并不是得到了解决，而是已经不合时宜。新的态度超越了隐含在旧的态度中的冲突，然而新的态度又将导致意识与无意识之间全新的对立，需要超越功能的进一步行动来再一次战胜。

　　按照荣格的观点，发挥超越功能的首要条件是要有积极的无意识，以及能够接受无意识的活动的自我。他提到了素描、绘画或是用塑胶材料做手工的价值，并且强调说，创造出的作品是否工艺正确或有美感并不重要，只是为了让幻想自由随意，由此作品在意识与无意识的共同影响下去创造。他认为，于是这体现了"无意识之致力于光明，意识之致力于物质"（Jung，1969b：83）。

　　沙盘游戏就像这些塑胶媒介一样，要避免认知性的解决方案。来访者不是使用语言，而是使用他们的双手，创造出幻想的作品。正如荣格在那篇关于超越功能的论文中提及的，"一般而言，双手知道如何解决一个谜团；而对此谜团，心智却是徒劳思虑"（Jung，1969b：86）。

　　沙盘游戏提供了一种特殊的机会，能让超越功能自然且自发地展现出来。治疗师的作用就是认识并尊重这一现象。

　　沙盘游戏通过以下三种途径促进超越功能的激发：

（1）沙盘游戏场景乃意识与无意识合作创造的作品。
（2）沙盘游戏能引发"共时性时刻"。
（3）沙盘游戏提供了机会，让对立面得以呈现、对抗和统合。

意识与无意识的合作

这里有两幕连续的沙盘场景，是一位名叫山姆的男士创作的。对这两幕沙盘场景进行比较，可以发现沙盘游戏确实是意识与无意识合作的结果。第一个沙盘（见图 22-1）中，山姆放了一只恐龙，他认为恐龙是自己堕落或邪恶的部分；神父（山姆是一名天主教徒）代表他自己评判的部分；而那门正对着恐龙的大炮，是他自己试图毁灭邪恶的部分。

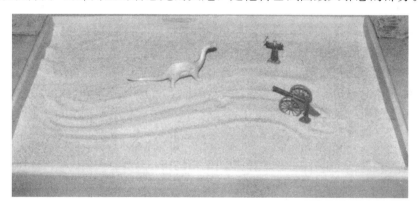

图 22-1

在山姆的第二个沙盘（见图 22-2）中，另一只恐龙出现在了上个沙盘中放置恐龙的地方；上方的神父在这里变成了一位国王，暗示他的自性已经汇聚；大炮则被一只猫头鹰代替。山姆注解说："我猜猫头鹰是我聪慧的部分，想要我处理邪恶的部分（恐龙）。"美人鱼是新出现的沙具，山姆补充说："我被塞壬海妖迷住了。"

做完第一个沙盘之后，山姆继续做了几个月的分析，之后终止了治疗。他一直功能发挥良好，直到他被办公室里的一名女同事迷得神魂颠倒。于是，他再次来接受心理分析，之后不久就做了第二个沙盘。充满诱惑魅力的美人鱼——阿尼玛——在整个沙盘中处于中心位置，暗示其在这段时间内在山姆的心灵生活中占据的核心地位。

关于这两幕沙盘场景，最显著的特征是，第二个沙盘是在做完第一

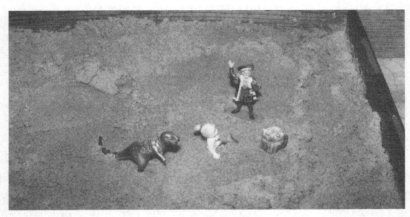

图 22 - 2

个沙盘十年之后创作的！山姆对他之前创作的沙盘场景已经没有任何意识化的记忆。我也完全忘记了第一幕沙盘场景，直到我对给第二幕沙盘场景做的记录和拍的照片进行归档时，才发现它。恐龙及其周围的沙具这一沙盘游戏的意象，不需要借助山姆或我的意识层面的记忆，一直保存在无意识当中，建构了第二个沙盘的模式，这充分说明，沙盘游戏的确是无意识与意识合作创造的作品。

共时性时刻

1975 年，卡尔夫在旧金山的一次公开讲座上，这样界定"共时性时刻"：

> 病人在沙盘中呈现无意识，即刻被治疗师识别出来，这就提供了一种纽带，联结起一个人的无意识与另一个人的意识，这就是为病人带来治愈的共时性时刻。

在这样的时刻，可以深度分享一种涌现的新的态度，治疗师不需要做任何言语的评论。在卡尔夫关于沙盘游戏的著作中，她描述了一次面谈的情形：她仅仅是用胳膊搂住她的小来访者玛丽娜，表明她理解了。在她与玛丽娜的沙盘游戏治疗中的另一个时刻，卡尔夫问玛丽娜，沙盘里的那个男人在森林里做什么。玛丽娜回答说："他必须把光明带到黑暗森林之中。"卡尔夫补充说道："我知道她的心灵已经开始开启治愈之路，我对此感触良多。"（卡尔夫，1980：130）卡尔夫不仅仅是用她的头脑来了解，而且是在用她的心来欣赏。头脑与心的交汇，是沙盘游戏治疗中出现的共时性时刻的关键特征。

对立面的对抗与统合

　　沙盘游戏提供了一个物理的空间，在这里对立的双方可同时呈现出来，并有可能被统合。沙盘的左方和右方，较远的一方和靠近的一方（沙盘场景的顶端和底部），还有两个对角，都提供了对立的位置，可以放置表征冲突的两极的沙具或沙具组合。

　　放置在这些对立双方之间的沙具，有时会把它们联结到一起。此时，我们可以谈及为对立面搭建桥梁。这一重要事件可以用一座真实的桥梁来表征，也可以用其他并不那么显而易见的意象来表征，如一条小路、河流，甚至可以是处于一个区域的沙具，望向处于对立区域的另一个沙具，可以是任何能动态地联结对立双方的事物。

　　在沙盘场景中，如果桥梁用于统合对立面，就是荣格所定义的超越功能在物质层面的表现。沙盘中的桥梁不仅仅暗示着病人的心灵有可能在对立面之间建立联结，事实上，在那一刻，桥梁已经把对立的双方联结在一起了。

　　分别由三位不同的男士所创作的几幕连续的沙盘场景，展示了这一过程。每一个案例当中，第一幕沙盘场景中都有一座将沙盘中对立双方联结起来的桥梁。在每一幕后续的场景中，会出现轮廓清晰的中心化趋势。

　　哈尔（Hal）的第一个沙盘（见图22-3）中，沙盘对立的两角被一条小溪分割开来，溪流源自位于沙盘正上方的大树（树上有两条巨大的虫子），延伸至位于沙盘左下方的三片睡莲叶子。在担任分割线的小溪的左侧，有两只从沙里伸出来的手。哈尔说："我认为那两只手是埋藏在我无意识当中的女性特质——是一种不祥之兆。"在小溪的右侧有一匹蓝色的马和一只公猩猩。哈尔用了一架梯子作为桥梁横跨小溪。之后，他补充说："我需要某个小小的东西来一点一点地爬过去。"于是，他把一个没穿衣服的小男孩放在了"桥"上。

　　在这个沙盘中，小男孩爬过梯子或桥，是把位于左侧的被哈尔埋藏的女性阿尼玛，与位于右侧的男性精神（蓝色的马）及身体能量（猩猩）联结起来。树上的虫子可能会对新的成长构成威胁；它们也有可能是幼虫，会蜕变为蝴蝶或者飞蛾，从而象征着转化的能量。接下来将如

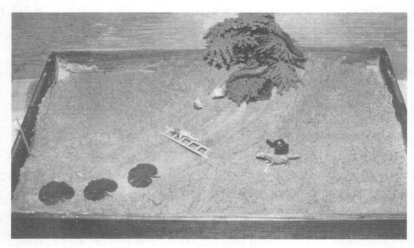

图 22 - 3

何发展，我们拭目以待。

哈尔的第二个沙盘（见图 22 - 4）中，沙盘的中央以一个圆形水池为中心。他在水中滴了颜料，将其染成蓝色。水池的下方是一个陶罐——女性特质的象征，陶罐里装了水和两块绿松石。陶罐放在哈尔在第一个沙盘中使用过的梯子的一侧，另一侧放了一个奇特的动物的头颅来保持平衡。水池的左上方有一只大猩猩，手里拿着一只蝎子。哈尔说："那只猩猩代表了大家都知道的明显的攻击性；那只蝎子则代表了隐藏的、不为人知的力量。"

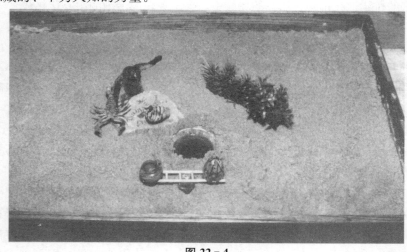

图 22 - 4

这个沙盘中，水的表征有多种方式：水池、陶罐中的水以及黄道十二宫中水的标志（天蝎）。这些都暗示哈尔此刻更为接近自己的无意识。水池右上方有几棵树，树上没有放沙具，表明了新的成长。当第一个沙盘中的对立面首次通过桥梁联结之后，第二个沙盘就显示出了中心化的趋向——特别是体现在水池周围的沙具摆放得很和谐。

卡尔（Carl）的初始沙盘中也有一条小溪，将沙盘分隔为两半（见图 22 - 5）。小溪的左上方有一个穿着长袍的黑人牧师，几个暗示着精神与宗教能量的沙具环绕着牧师围成半圆形：一棵水果树、两堆篝火、一束玫瑰和一个吹笛子的男孩。在小溪的右侧，男人们和女人们在农场里劳作，是与左侧形成鲜明对比的日常生活世界。

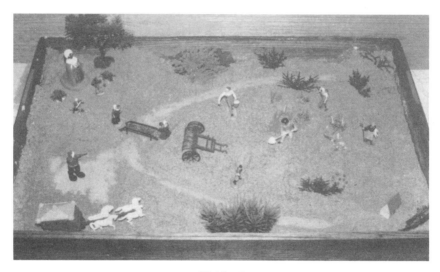

图 22 - 5

在沙盘左侧的中心位置，有一座桥横跨小溪。一个抱着婴儿的女人正要过桥，另一个提着水罐的女人正走下桥。抱着孩子和提着水，是传统的女性的活动。在回顾时，我认为，过桥的两位女性实际上代表着把左方的精神领域与右方的世俗领域联结起来的女性特质。沙盘底部左侧有一辆红色的马车，由四匹白马拉着，暗示着一次旅行，但由于被水阻隔，水面上又没有桥，所以它同时与精神领域和世俗领域相分离。

在这个沙盘中摆入的最后几个沙具中，有一个是卡尔在沙盘的左下方摆放的一个举着枪的因纽特人，这个小人他摆了多个方向。我问他枪是否对准某个人。"它对准了桥的对岸。"似乎是为了对抗这种破坏性的冲动，他在沙盘的最右端摆了一个牧羊人，作为动物的守护者；还摆了一座房子，用来庇护人类。最后，他在马车上放了一个骷髅头，但立刻就拿开了。或许他有一种不太明确的感觉：某些事物必须死亡，才能培养前进的动力。

卡尔的第二个沙盘（见图22-6），就像哈尔的第二个沙盘，也是令人聚焦于处在中心的水池。在水池中，如同山姆的第二个沙盘一样，也出现了一条美人鱼。在这里，阿尼玛再次成为所有事物的中心。位于沙盘底部中央的一只大海螺，强调了女性特质的呈现。世俗世界这次由运动员来表征，被放置在沙盘的最右端。精神世界则在沙盘的顶部，由庙宇和希腊女神表征。一个吹笛子的人——通常与情感相联结——重新出现在沙盘左侧的中心位置。卡尔评论说："我大部分是与他相认同的。"

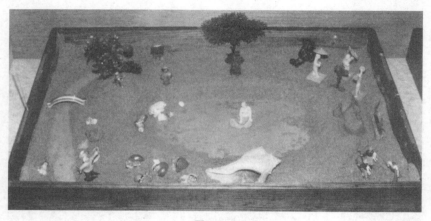

图 22 - 6

桥梁在这个沙盘中再次出现，但桥的左侧区域仅有一个沙具，是一个女性的躯干部分，一个因纽特人手持梭镖指着它。此处，对于女性特质仍有一些矛盾的地方，但正是卡尔在第一个沙盘中体验过的精神世界与世俗世界的联结，才导向围绕女性特质的深远的中心化趋向——这里的女性特质由水池中的美人鱼和海螺来表征。

吉姆（Jim）的第一个沙盘中的对立面不是很明显（见图22-7）。桥横跨的是一条干涸的水沟。桥左侧的沙具有：一只海象、一棵枯树、几段木头、石头和珊瑚。桥的右侧有：两口井，一座房子，房子前有一条狗，一棵绿树，以及一头正在水槽里饮水的牛。因此，桥实际上联结的是左侧的水域和右侧的土地，左侧的水域里放置的是干枯的植物（枯树、木头），右侧的土地则暗示了地下蕴含着水（水井、花园水池、水槽）。每一侧都

表现出干涸与湿润交织、荒芜与生机并存。叶子稀少的干枯植物说明缺少
降雨或来自天空（父亲）之水。位于右侧的水源则表明大地（母亲）之水
的存在。吉姆的父亲几周前去世了，他的母亲还健在。

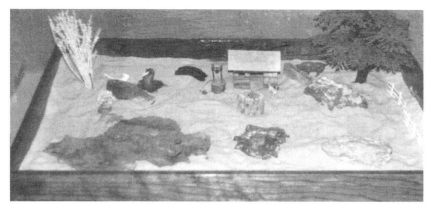

图 22 - 7

　　吉姆的第二个沙盘（见图 22 - 8），像其他两位男士的第二个沙盘一
样，也呈现了中心化的趋向：这次围绕的是处于中心位置的山峰而不是
处于中心位置的水池。山峰的顶上是一只力量强大的雄性大猩猩。许多
动物"都想上去挑战这个家伙"。水出现在沙盘的右方，位于山峰下面。
水鸟们来喝水，它们可以在天空、陆地和水这三个领域生存迁徙。这
里，男性特质的价值（身体的力量和攻击性）与女性特质的价值（提供
滋养）被区分开来，却又紧密地排列在一起。

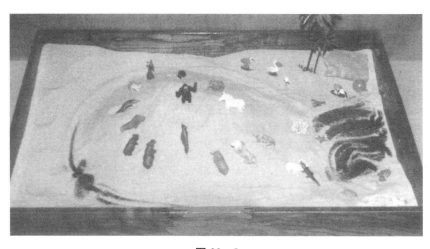

图 22 - 8

在一周之后的下一次面谈中，吉姆告诉我，他与交往了几个月的女友发生了性关系，这是他的第一次性经历。几个月之内，吉姆长期以来对我的依赖明显减少，他完全可以转介给男性分析师了。

三位男士做的第一个沙盘里都有一座桥，联结沙中出现的对立面；做的第二个沙盘当中，则出现了超越功能引导的中心化趋向的活动的证据。此时，每位男士都体验到了自身内在激活的一种新的能量源泉——一种全新的完整感。

第二十三章　圣门与转化

多年前我去日本时，我买了鸟居（torii）或者日本神社之圣门，那是我为我的沙盘游戏室收集的第一批沙具。20年之后，我再次来到京都，打算再多买一些鸟居的沙具。起初，我运气不太好，没有找到。

似乎没有一位店铺老板能听懂我对"鸟居"一词的发音。终于，有一位店铺老板看样子很开心——我总算是找对地方了！他挥手在墙面上画了一个大圈，意思是告诉我他有很多很多。但我看到的都是些小鸟之类的物品。我摇了摇头，告诉他这不是我想要的，并试着画了一座鸟居，然而并没有什么用。直到我身为艺术家的丈夫画了一幅真正像鸟居的图，老板才明白过来，指引我去另一家店铺，在那里有我想要的鸟居。

由此我发现，在日语中，"鸟"是"tori"，以单独一个"i"结尾，"圣门"则是"torii"，以两个"i"结尾，只有通过仔细地发音才能区分出这两个词。后来，我了解到后缀"i"在日语中的含义是"栖息之处"，所以"鸟居"这个词的字面意思是"鸟儿栖息之处"。

在《我们日本人》（*We Japanese*）一书（Miyanoshita，1964）中，有一个故事讲述了"鸟居"这一名字的神话学起源。太阳女神天照大神有一个粗鲁不堪、令人厌恶的弟弟，太阳女神不堪其扰，于是躲进了天岩户。由于她是太阳神，于是世界陷入无尽的黑暗之中。惊慌失措之中，八百万诸神聚集到一起商议对策，怎样才能让天照大神走出岩洞。最后，他们想出这样一个计划：让一只公鸡在山洞入口处打鸣。他们竖起两根柱子，搭起一根横梁，为公鸡建造了一个栖身之处。公鸡在拂晓啼鸣时，好奇的女神伸出头来窥探。天手力男神抓住了她，把她拉出了岩洞。于是，世界再次被阳光照耀（Miyanoshita，1964：200）。

正因为这一奇迹的发生，公鸡打鸣时所站的两根柱子加一根横梁的这种结构得以保存。这个鸟儿栖息之处或者"鸟居"，后来演变成神社的圣门。走过它，就好像在黎明由黑暗走向光明一样。

历史文献中记载，在早期的日本神道教中，公鸡常被作为供奉的祭品，死了的鸡被郑重地悬挂在两根竖立的柱子间的横梁上（Cram，1966：94-95）。后来，祭祀仪式被废止，曾用于悬挂祭品的结构则被保留，成为神圣的象征。在日本，通常在神殿或庙宇这样的圣地的入口能找到它。

当圣门作为沙具在沙盘游戏中使用时，通常与转化相联结的重复出现的主题或意象相关。摆放圣门这一沙具可能是指：

（1）在旅行之前必须准备就绪或做好准备。

（2）阻挡道路的物品或障碍。

（3）意识与无意识之间的界限。运动可能朝向任一方向，从意识到无意识，或从无意识到意识。

（4）通道的体验，与圣门连在一起的还有一座桥延伸出去。

（5）通过大门的体验之后发生的生命能量的释放。

一位女士做了这样一幕初始沙盘的场景（见图23-1）。她想要组织一支长长的巡游队伍，队伍如此之长，她只好用了两个沙盘（主要的活动展现在这里呈现的左边的沙盘里）。她讲解说，那位阿拉伯的骑士率领那支巡游队伍，他想过河去探索一片新的大陆，将其中的一部分作为自己的领地。去往那片大陆的唯一路径是通过桥和穿过圣门。但她指出，桥太窄了，队伍中的大部分人和物将会很难通过，其中的一些人员必须留下来。而且圣门也很低矮，许多人必须减轻装备才能进入新大陆。这位女士似乎在某种程度上感觉到，要去探索未知——无意识，她不得不牺牲某些东西，放弃她以前的一些观点和态度。

沙盘游戏：心灵的默默耕耘

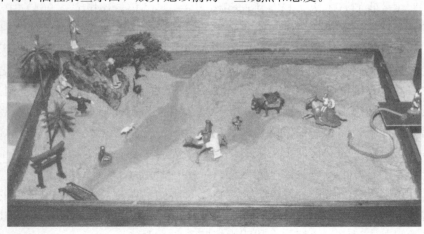

图 23-1

经过多个月的心理分析，并穿插其中做了几次沙盘后，这位女士做了最后的沙盘。这次的沙盘中，桥和圣门又一起出现了（见图23-2）。她说，左上方的部落勇士，即初始沙盘中新大陆所处的位置，表征其原始的一面，而沙盘的右侧和中心位置则是更保守的一面。右下方有一条龙，一旦它发现有勇士穿过大门到达中心位置，它就会阻止他们逃跑。也许她在探索无意识这一未知的大陆时，发现了自己身上更为原始的部分，现在已准备好将它们整合到自己更为传统的一面当中。

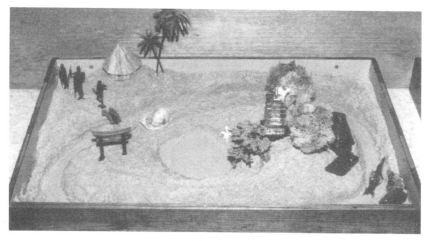

图 23 - 2

在由两位男士创作的沙盘中，也使用了圣门的沙具，那条同样的龙也出现了。两位男士刚刚开始治疗时，都在抱怨他们很难与女性建立关系。他们都使用了圣门的沙具，作为与女性特质相接触的部分。

创作了接下来的沙盘场景（见图23-3）的男士，与母亲关系不好。他与母亲之间的问题持续影响成年后的他对所有女性的情感，并且妨碍他找到合适的妻子。他感觉自己无法信任女性。

这个沙盘的重点在右侧，在沙盘的右侧边缘处有一座圣门。一条小路从圣门处开始，一直延伸到沙盘顶端。顺着这条小路走，就必须经过那条龙。在龙的上方，小路延伸到了沙盘顶部一个封闭的区域。那位男士说，这代表了他小时候住的地方，当时他还是个孩子。一位黑人妇女照看他，让他感受到了保护与包容。他甚至拿掉了木屋的屋顶，放进去一只苹果，以表征他还记得的滋养；他还把慈悲女神观音放在木屋旁边。在这里，圣门的首要功能就是作为一条路的起点，那条路指引他回到一个充满母性的安全的地方，那是他个人的童年记忆。

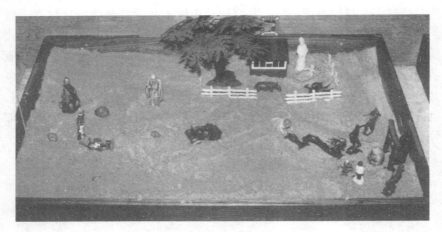

图 23 - 3

在重新体验了这种安全与包容的感觉之后，他说他可以冒险回去看看自己的起源，就是在圣门后面的黑色图腾柱。因此，圣门还具有出入口的功能，他可以通过它回到自己祖先的发源地，把他与集体的或普遍的无意识联结起来。

两个黑人部落成员正在跳舞，庆祝一场婚礼。事实上，他在未来不久就喜结良缘。他很快找到了自己中意的女性，与其结婚，并生育了两个孩子。

第二位男士在沙盘里最先摆放的就是位于沙盘中心位置的圣门和龙（见图 23 - 4）。他将龙视为他自己。龙从左上方的智慧之源出发，开启了一场旅程。旅程进展顺利：龙已经过了桥，现在他必须通过大门，经过那个极可怕的人，才能到达女孩的跟前。似乎这位男士，必须先处理好自身的消极层面——由那个可怕的人来表征，才能与女性特质——那个穿红衣服的女孩——产生联结。他觉得国王——那个小小的、背对着我们的人——在那里帮助他。我们或许可以把那位提供帮助的国王视为他心灵的中心——一种视察一切的自性。

接下来的两个沙盘是一位女士创作的初始沙盘和结束沙盘。她当时正处于人生的十字路口，不知该选择哪一条道路。几年来，她一直在另一位治疗师那里接受心理分析，由于那位治疗师并不采用沙盘游戏，所以她专程到我这里来进行沙盘游戏治疗。

做初始沙盘（见图 23 - 5）时，她主动说，在靠近她的桥上的小人是一个求助者，这个小人内心充满恐惧，走路战战兢兢。小人正在进入

沙盘游戏：心灵的默默耕耘

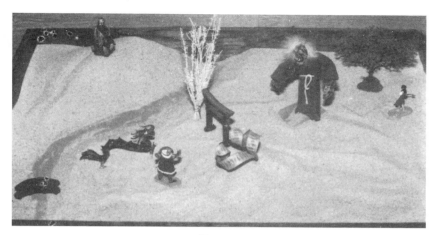

图 23 - 4

一个围起来的圣殿,圣殿由一条蛇和四座瞭望塔镇守。这位女士似乎把自己认同为这位战战兢兢的求助者,尝试着进入内在的圣殿。进入圣殿必须通过两座桥和一座圣门。圣殿背后耸立着一个巨大的人像,在掌控着一切。这幅场景可能部分描绘了她与另一位治疗师开始一段新的治疗的入门仪式,她认为这位新的治疗师是掌控一切的。

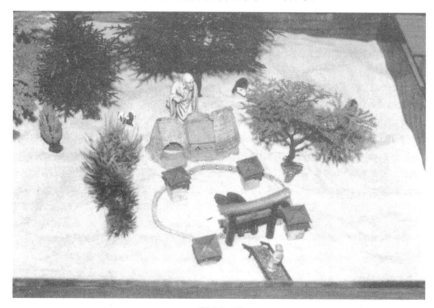

图 23 - 5

下一个场景是她的结束沙盘(见图 23 - 6)。她说圣门背后的那个女孩就是她自己。她打算穿过那道门，看看下面是什么。她说圣门下的每一道山脊都表征了她生活中不同的可能性：享乐主义的、灵性的、喜欢家庭生活的和职业的。

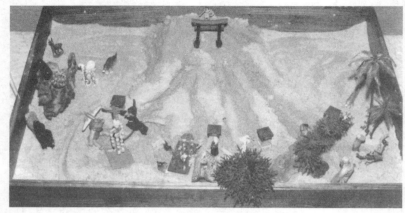

图 23 - 6

在这个沙盘序列中，代表自我的人物发生了转化，她由感到忧心忡忡变得充满自信。在初始沙盘的场景中，她打算穿过圣门，被动地进入沙盘游戏过程，把控制权完全交给治疗师——那个主导沙盘中一切的大人物。在结束沙盘的场景中，在穿过圣门之前，她掌握着主动，去考虑自己生活中的各种选项。她把生活中的选项做了区分，正如她在四道山脊上所摆放的那样，这样她可以更好地做准备，做出必要的选择。

创作接下来的一幕沙盘场景（见图 23 - 7："被评判"）的作者，我称她为厄休拉。她从不能说出自己有任何的优点，也从不接受其他人说她的任何优点。她的内在存在一个评判一切的部分，她对此似乎无法应

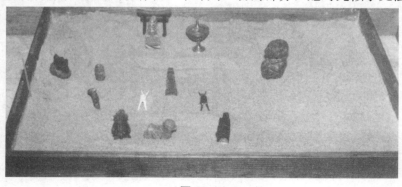

图 23 - 7

对。在沙盘中，这一评判的部分由阿兹特克神来表征，他挡住了圣门的入口。她自己则由处于沙盘中心位置左侧的一个小人来表征，小人双手紧抱在胸前，似乎在表示归顺。她正在被阿兹特克神及排成一排的其他人物一起审判。只有位于她右侧的一位女神在支持她。

在厄休拉的下一个沙盘（见图23-8："放松"）中，通过圣门的道路不再被阻挡。她认同为自己的小人位于沙盘中心位置，正准备穿过圣门。两个卫士沿途保护着她。圣门的背后就是神殿，她现在就可以到达。她的内在已经做好准备，可以通过圣门。

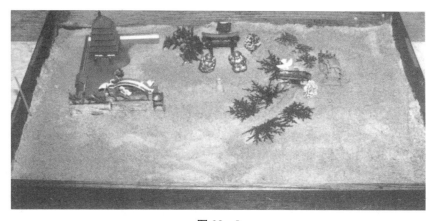

图 23-8

这一鸟居（圣门）系列中的最后一幕沙盘场景（见彩色沙盘12），是由一位女性在结束沙盘游戏过程时创作的。一条由玫瑰花瓣铺成的小路通向圣门并穿过了它。小路循着一条拱形通道，形成了一座桥。桥下的河水中是像水鸭一样的鸟儿。桥的顶部是一位女神。这位女神不是狂怒的太阳女神"天照大神"，而是观音——东方的慈悲女神。

第二十四章　太阳与月亮

　　我们的沙具陈列架上摆放的沙具带有多种多样的象征意味，其中太阳与月亮的象征是所有人最为普遍的体验。自时间之起始，在地球的各个区域，阳光及其反射而成的月光，乃地球上一切生物恒常的外部刺激。但我们对太阳和月亮这些沙具的内在感知及其含义的理解，则因文化的不同而变化万千。和合隼雄教授在其《日本神话中的太阳与月亮》一文中，就指出了这样的不同理解（Kawai，1992）。和合隼雄引述了荣格关于太阳的观点，"由于无意识中的性别对立的原型（contrasexual archetype）：男性内在的阿尼玛，女性内在的阿尼姆斯"（Jung，1963：135），因此太阳分别对应着男性的意识和女性的无意识。

　　以我自己在沙盘游戏室中的经验来看，一般而言，人们使用太阳沙具的次数多于使用月亮沙具。女性同时使用两者的人数多于男性。没有人在做沙盘游戏时会不使用太阳沙具而单独使用月亮沙具。据和合隼雄的文章，在日本的诗歌中恰恰相反：若月亮缺席，则太阳从不被提起。

　　女性同时使用太阳和月亮的沙具时，这两者之间通常是有某种联系的。有时，它们出现在沙盘中对立的两侧，似乎互相对立，也许是把体验到的对立面之间的紧张具体呈现出来，也可能是在区分对立面。有时，两者彼此非常接近，或许表征了对立面的统合，如意识与无意识、男与女、光明与黑暗、白昼与黑夜、热与冷。

　　我研究了一些含有太阳和月亮的沙盘场景的图片后，发现使用太阳的沙盘场景通常还包含新生命的意象，尤其是婴儿和蛋。进一步核实发现，有55位在我这里做沙盘游戏的女性，其沙盘中出现了太阳和月亮的意象；这55人中，有15人在一幕或更多幕沙盘场景中摆放了太阳，而这15人中，又有13人至少有一次在使用太阳的沙具的同时摆放了婴儿和/或蛋的沙具。在总共28个出现了太阳的沙盘中，有18个或者说近2/3的沙盘中同时摆放了婴儿和/或蛋的沙具。

　　但是，我会思考，可能与通常的沙盘游戏场景相比，婴儿或蛋的出现并不占更大的比例，也可能这个女性群体比较特殊，她们在所有的沙盘中都会比常人更多使用婴儿或蛋的沙具。为了核实，我随机地挑选了同一个女性群体所做的另外 28 个沙盘。只有 1/3 的沙盘中使用了婴儿或蛋的沙具。使用太阳沙具的沙盘中出现新生命的意象的比例，是不使用太阳沙具但出现了新生命意象的沙盘的两倍。在对这一发现进行考量之后，我认识到或许这并不足为奇。太阳终究是所有生命的源泉。

一位女士，在她第一个出现了太阳沙具的沙盘中，放了三个小婴儿；在之后创作的另一幕含有太阳的场景中，又放了两个小婴儿。有一天，她对我说："我想我是怀孕了。"接着，她取下一个太阳的沙具放到沙盘中，但没有再放入婴儿。后来，我才知道她的确是怀孕了。我很想知道是不是因为她怀了自己的孩子，就不再那么迫切地需要在第三幕含有太阳的沙盘场景中增加一个外来的孩子了。

这个女性群体中，另一位使用了太阳沙具的女性是黛比。来做沙盘游戏时，她已处于肺癌晚期，想要开启面对死亡的旅程。在她的两个出现了太阳的沙盘中，她也使用了小婴儿的沙具。对此进行反思，这似乎与一种对待死亡的方式相一致，即认为死亡并不是终结，而是开启新旅程的过渡。

这些论述基于相对较少的案例，但它们表明了我对于这一问题的兴趣：关于心理学与心灵的发展，沙盘游戏能教会我们什么？我提出的问题远远超出了我能做出的回答。这些问题的答案必须来自对个体的沙盘游戏过程与群体的沙盘游戏过程的比较进行重点关注。也许这会激活其他治疗师的好奇心，他们会做出自己的观察和论述，为这一问题提供更多答案。我认为，如果我们在沙盘游戏的研究方面积累更多的经验，就能为更深入地理解人类的心灵做出贡献。

第二十五章 赫斯提与雅典娜

一百多年前，在易卜生的戏剧《玩偶之家》中，娜拉就曾为所有女性呼吁过。当她的丈夫训斥说"为人妻、为人母才是首要的"时，娜拉反驳说："我不再相信这些。我认为首要的是，我是一个人，和你一样，都是一个人。"

关注女性作为一个人应该有的权利，这种女性心理学一直令我深感兴趣。我感激荣格，因为他帮助女性提升其被强加的劣势地位。我想在荣格心理学的理论框架之下，更多地了解女性的状况。我需要从实际生活中的女性的经验入手，包括我自己的经验、我同事的经验，以及我的接受分析者的经验。于是，我开始着手研究当时正在接受我的治疗的一组女性病人。

几乎就在同时，我与另外两位女性分析师都表示希望聚在一起，探讨一下我们自己。对我们三人而言，这些相互的沟通和交流极为重要。在这种时刻，我们可以卸下专业的和家庭的责任，聚焦于分享我们内在的体验。关于我们的聚会，我们并没有把它当作一种秘密，但我们确实有一种"被发现"的感觉，因为洛杉矶荣格研究院公共系列讲座的主席来征求我们的意见，问我们是否可以一起讲授女性心理学的内容。这一提议不太符合我们聚会的初衷。我们关注的是内心，而不是指向外部。要做好准备对外界讲述些什么，必须改换思路。我们必须组织我们的想法，考虑听众的期待，尊重专业责任，并且产出我们的思想。我们一直在努力，想要拒绝这些要求。尽管起初有些不情愿，但我们每个人对这一提议还是产生了一些想法，它激活了我们确实想把我们的经验予以概念化的念头。那一年的年终，我们采取小组讨论的形式一起出席了讲座。

在后继的反思中，我意识到我们在私人小型聚会上的自我袒露，激发的是我自己更愿意与人相联结的一面，或是爱洛斯（eros）的一面；而出席小组讨论的讲座时，更多激发的是有所成就的一面，或是逻各斯的一面。与人产生联结的一面通常被认为是属于女性的特质，它关爱他人、关爱所有的生命，它从以非竞争性的方式进行创造当中获得快乐。对于许多女性而言，它与我们需要一些时间来拥有自己的空间、享受孤独、"只做自己"（just being）有关。但有时候，与人产生联结的一面会带有依赖性，令人感觉不舒服。我记得有一位年轻的女士将它描述为"小狗狗的感觉"。

有所成就的一面意味着迎接挑战和完成艰苦的任务，它希望去杀死一条或两条龙，去完成英雄的壮举，去实现"价值"，既能安于家中，又能闯荡世界。就其消极方面而言，有所成就的一面可能会干扰与人产生联结的一面，其一心一意勇往直前的特质可能会把其他人推开。我们可以把这一面定义为阿尼姆斯或者男性气概。遗憾的是，对很多女性而言，阿尼姆斯通常有着负面的含义，它变成了有时候伴随成就的渴望而来的一意孤行。

如果女性开始更积极地评价自己有所成就的一面，就能够把阿尼姆斯体验为自己内在以令人激动不已的富于创造性的方式，去思考、感受、行动或预见，会带来一种热情高昂的感觉。这一有所成就的或是逻各斯的一面，在女性内在越来越被区分开来。会涌现出新的方面，反映的是"女性的力量"，它既不认同为"男性力量"，也不与其相对立。

女性接受分析者

我逐渐认识到，这一时期大部分来找我做分析的女性似乎已到达生命中的这样一个阶段：一切都进展顺利，但她们就是不满足。有一些地方出了问题。她们身上有被忽视的一面，没有被听到，或者她们没有活出这一面。

一些女性对结婚生子充满期待，希望去做家庭主妇。但当她们满足了最初的愿望之后，她们却发现自己并不像预期的那样快乐。她们困惑不已，"就是这样了？"然而，也有一些全身心投入事业的女性却感到卡在了某个地方。这些职业女性通常没有时间、精力或是意向，去真正体验投入一段关系。为提高学历而学习并不太利于发展一个人筑巢的本能。

5 年间，接受我的治疗的 31 位女士，除了其中的一位，其余都可以归于两个形成鲜明对比的组中。一个组由 18 名已婚女性组成。其中的 16 位有孩子；所有人都至少上过一年大学，而只有一位女性离家工作。

另一个组由 12 名未婚女性组成，她们都获得了护理、社工的职业资格或是心理学或医学的学位，并积极投入自己的专业工作当中。

两组女性的年龄都在 20～55 岁间（也就是说大体上都处在生命的前半段），并且都受到过良好的教育。按照格雷-威尔怀特荣格类型测验（Wheelwright et al.，1964），"家庭"组的女性的主要类型是内倾情感直觉型，而"职业"组的女性的主要类型是外倾思维直觉型。"家庭"组的女性更有可能是家里的第一个孩子，更可能去延续家族的传统（Stewars，1992）；而"职业"组的女性更可能是家里最小的孩子，不被传统的刻板印象束缚。

潜在的原型意象

起初，我使用的名称是"主妇型"（hearth tender）女性和"勇士型"（warrior）女性这种更具心理学意味的描述方式来称呼这两组女性，而不是"家庭型"（home）和"职业型"（career）。但我读了科奇尼格（Elined Kotsching，1968：9）的文章《神话与生活中的女性》，从而想到希腊女神赫斯提和雅典娜可能会更好地体现女性的这两方面（也可见Bolen，1984：75-155）。科奇尼格指出，女神赫斯提和雅典娜都是处女之身，代表了女性完全就是她们自己，而不仅仅是作为男性的配偶。她们整合了自己内在的各个部分，发展出完整性，而不是像许多女性那样，首先体验的是把这些部分主要投射到他人身上，之后才会把投射收回，回到自己身上（Kotschnig，1968：9）。

希腊语中，"赫斯提"的意思是火炉。在古希腊，如果家庭的一名成员离开去组建一个新家庭，其就会从父母的火炉中取出一团火，这团火就是赫斯提，象征着家族的延续。赫斯提在早期是一种神圣的特性，后来被拟人化为一位神灵。女神赫斯提以不参与战争和争端而著称，她为投奔自己的乞求者提供帮助。她发明了建造房子的艺术。她代表了个人的安全和好客的神圣职责。

在罗马的万神殿中，赫斯提变成了维斯塔（Vesta），是理想化的母性的象征。罗马的维斯塔神庙里，火焰永不熄灭，代表着罗马人的火炉或家。每年的节日里，都会举行盛典，向家庭中的母亲们表示敬意，她们获准进入圣殿。她们会举行一个简单的仪式，仅用纯净的水和火，没有血淋淋的祭品。

沙盘游戏：心灵的默默耕耘

与雅典娜相联结的不是火，而是水。起初，雅典娜是乌云和雷电女神。她最主要的标志是"埃癸斯神盾"（aegis），这是一面由具有魔力的山羊皮制成的盾。《荷马史诗》中称她为"明眸女神"。后来，雅典娜被尊称为"战斗女神"和"雷暴女神"。她是目标明确的战争的化身，却反对血腥杀戮。她是正义的守护者，是勇敢无畏的英雄的保护神。她还以"和平与艺术之神"之名而著称，也是建筑师、雕塑师和纺织工的守护神。她发明了陶工轮。因其神奇的治愈能力，她还获得了"健康女神"（Hygiea）的美誉。因其智慧，雅典娜成为胜利女神，其徽章为猫头鹰。

传说，雅典娜全副武装冲破宙斯的头颅一跃而出。罗伯特·格雷夫斯（Robert Graves）认为这个故事反映出"顽固坚持智慧乃男性之特权"（Graves，1957：46）。今日之女性可能会察觉，与这一故事异曲同工的是，人们会认为女性敏锐的智力层面的成就必定是来源于阿尼姆斯——其男性特质的一面，而不是源自她们自己的女性特质。

尽管女神赫斯提和雅典娜在许多方面表现为相对立的原型，但两者皆为保护之神和发明之神。赫斯提发明了房子，提供庇护之地。雅典娜发明了陶工轮——可积极主动地制作出其他东西的物品。赫斯提接纳并保护那些投奔她的人，雅典娜则保护那些走到外部世界去探险的人。

集体的语境

两组女性在这个时期接受心理分析的原因之一，就是家庭与职业问题间的冲突，或是对自己与他人建立联结的能力或取得成就的能力表示怀疑。考虑到近几十年来对女性的期望所发生的翻天覆地的变化，有这样的冲突或怀疑就不足为奇了。

以我自己为例，我在20世纪30年代经济大萧条时期结婚，当时生育率极低。我于20世纪40年代早期的第二次世界大战期间获得博士学位，当时许多女性被雇用来代替男性。40年代末，我像变戏法一样同时干着五份临时工作。20世纪50年代迎来了婴儿潮。女性被告知她们的位置就是在家中，而我在家中的时间非常少。我最初接受心理分析，就是为了应对当时的这些思潮。到了20世纪60年代，女性解放运动方兴未艾，女性又被告知必须抛弃家庭妇女的角色，拒绝对男人的经济依赖。从20世纪70年代至今，说法又变成了女性既要在家中为人妻、为人母，又要到外部世界成为职业女性。

两个研究小组中的大部分女性都是在 20 世纪三四十年代出生或长大，并于 20 世纪 60 年代末或 70 年代初前来接受心理分析。她们也屈从于一系列对女性期望的不断改变。家庭型或赫斯提型女性前来接受分析，表达的一种愿望是希望在生命当中多做一些事情，而不"仅仅"是持家。而职业妇女或雅典娜型女性则希望能有丈夫和孩子。每一组都想要拥有另一组已拥有的生活，但并不是取代她们已有的生活，而是在此基础上再去增添。

在两组女性当中，几乎普遍的一致抱怨就是，她们不想像母亲那样生活。在她们看来，她们的母亲是不称职的，对人对己要求过分苛刻，没有能力给予。听了她们对自己的母亲的描述，我的印象是，她们的母亲并非糟糕透顶，但是她们的母亲——就像其女儿们一样——必须为自己的尊严而斗争。

至少是从父权制文化兴起之时起，女性就普遍地感觉到男尊女卑，倾向于接受低一等的地位，这种情况直到最近才有所改观。当前女性的觉醒能够帮助女性的下一代，每一代都在自尊的阶梯上前进一小步。女儿们必须与她们的母亲有所不同，才能使她们这一代迈上阶梯的更高一层。

埃丝特·梅纳克（Esther Menaker）认为许多年轻的女性拒绝认同自己的母亲，这种反叛是一种健康的证言，证明她们的自我的力量正驱使她们去争取自主权。她相信，在更深层的无意识层面，还有一种反叛在延续，在抗拒与被母亲贬低的自我意象——对自己的厌恶——相融合。争取自尊和自我的自主权，都需要与无意识地贬低自己和自己女儿的母亲从心理上分离（Menaker，1974）。

诺伊曼观察发现，与儿子相比，女儿更容易被母亲消极的自我评价影响。他认为，这是由于她们必须与同性相认同。于是，女性的自卑感就延续下来了（Neumann，1959）。当前的女性正处在历史上的一个重要时期，社会所传承的女性的自卑感的枷锁正在被打破。

尽管两个研究组中的女性有差异，但她们都感觉到低自尊，并且感觉缺少内在的核心。赫斯提组的女性表达了自己因未能更有所成就而感到内疚，雅典娜组的女性则表达了因未结婚和未生育孩子而感到内疚。两组中的女性都察觉到了一种无处不在的自我忽视。早年她们还是小女孩的时候，她们就被教育：要为他人提供滋养。而她们也学习得很好。家庭中的女性倾向于忘记她们自己，为丈夫和孩子做出牺牲；职业女性

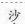

110

沙盘游戏：心灵的默默耕耘

则以职业责任为重，忽视了对自己的身体与心灵的照顾。两者都需要学会为自己而付出，还需要为自己保留一个备受祝福的领地，保护自己远离来自外界的苛求。

她们的分析

　　这些女性中的许多人在刚开始接受分析时，总有一种空虚感或空洞感。一位赫斯提型的女性一边讲述，一边在塑造一个陶土制的人物——等它成形的时候，人们发现它的腹部有一个巨大的洞。一位雅典娜型的女性谈到她的内心有一个很深很空的大窟窿。有几位女性都报告有强迫性进食的经历，伴随着想要填补内在虚无的贪食的欲望。这种空虚的感觉似乎与斯潘塞（Spencer）所称的"被无视现象"（phenomenon of invisibility）有关联，她发现这种现象仅见于女性，男性中不存在（Spencer，1977）。就像雅典娜组的一名年轻女性所表达的："我感到压抑与空虚，就像我根本不存在，没有人能看得见我。"

　　两组女性都希望心理分析能帮助她们找到内在的价值、内在的自尊。一位女性说："我想要找到我内在的核心。"另一位女性提到了"内在的心流"（an inner flowing）。另一位则说："一个人的核心是与其余部分不同的特质，它就像是单细胞动物的细胞核一样。它蕴含着本质，一旦它充满活力，你就可以感觉到它，就能开始成长。"

　　我第一次感触最深的是树对于所有这些女性而言的象征意义。当时，在我执业的办公室的凸窗花槽里种着一棵菩提树。许多接受我的分析的女性对它的状况表现出特别的关注："水分充足吗?""阳光充足吗?""光照太多了吧?"我记得有一位女士进入我的办公室后，总是先仔细检查这棵树，然后才告诉我她近来的感受。有一段时间，她过得特别艰难；有一天，她为这棵树带来了养料。

　　每一组女性中，均有一位画了树。其中，赫斯提型的女性的第一幅画很明显画的是一段光秃秃的树干；第二幅画是在两年之后画的，画的是郁郁葱葱的树林。而雅典娜型女性的第一幅画画的是一棵摇摇晃晃、有四个分枝的树；她的最后一幅画是在同一天晚上画的，画的是一棵枝繁叶茂、根基稳固的树。

　　赫斯提型组的另一位女性有一个重复出现的梦。梦中有一个花园，她一直疏于照看。她为忽视了花园而感到自责。后来，她梦到一个满是绿树的花园,绿色的无花果从树的顶端垂下来。她很想知道那些树顶的无花果是否太高而够不着。但她很欣喜,因为它们靠自己存活下来了。

这些女性中有一位写了一个关于一棵巨大的红杉树的故事。红杉树的坚定意志就是成长:不断向上长,直到沐浴在赋予生命的阳光中。同时,它的根孜孜不倦地向下在土壤中寻求水分与养料,正如我们上下求索——向上寻求意识的光明,向下探索无意识的滋养。

所有的女性在分析的过程中都提到了"只做自己"的需求,她们找到了不同的方式来体验这种需求。两组中都有一些女性想努力增进对自己身体的觉察。她们参加舞蹈班、学习瑜伽或者太极拳课程。其他的一些人则定期预约身体按摩。还有一些人仅仅是在花园或家中静静地坐上一会儿。我一直很欣赏简·惠尔赖特(Jane Wheelwright)的观点,她认为女性需要一定的时间独自待在家中,这样她就可以随心所欲地"叽叽喳喳说个不停"。我还记得一位女性,她非常喜欢怀孕时的感觉,因为那时她无须刻意做些什么,只需做自己就能够创造。因此,两组女性最初呈现出的不平衡和不满足的感觉,渐渐被一种对内在安静成长的核心的觉察取代。

沙盘场景的差异

在对两组女性的沙盘进行研究时,我的印象是,她们都在努力接触并发展自己被忽视的部分。赫斯提组的女性普遍而言与自己的女性特质有着较好的联结,但需要发展其更加坚定自信的一面,或者说与她们的阿尼姆斯做朋友。雅典娜组的女性已经拥有了强大的阿尼姆斯,但她们的阿尼姆斯有时候为她们服务,有时候却在反对她们,她们需要更好地与其更温柔、更具女性特质的一面产生联结。

赫斯提型女性的初始沙盘场景普遍显示出自我肯定或阿尼姆斯的攻击性的显著缺失。她们描绘的画面是被他人控制支配,以及接受自己的被动地位。以艾达的初始沙盘为例:一个女人正准备俯身跳入一个拱门,以远离另一侧所显示的男性权威(警察)和本能生命力(动物)之间的冲突。另一位"家庭型"的女性在她的初始沙盘中没有使用任何人类或动物;她在沙盘里放了一只笼子,笼子里放有另一只笼子——她说她觉得自己困在里面了。第三位赫斯提型女性,我称她为厄休拉,她的初始沙盘中出现了许多背负重担的人物,我们可将其理解为甘于奉献的妻子和母亲的许多重担。有一位女士把沙盘中的沙子推向四周,向中间位置倒入水,做了一个巨大的湖,几乎把沙盘都占满了。她让大自然去工作,而不是伸张自己的权利来做出改变。另一位女士的初始沙盘描绘了一个男孩正在钓鱼,创造出一种反射性的被动的整体印象。

形成鲜明对比的是,雅典娜型女性的初始沙盘场景绝大多数展现的是果敢和攻击性的能量。以两位职业女性为例,她们的初始沙盘描绘的是一个跨越障碍的骑手。其中的一位增添了一个参加自行车比赛的男子,她说那男子已在竞赛中被杀害。第三位雅典娜型女性在初始沙盘的两侧都放置了挥舞着刀剑的男子。

在两组女性的结束沙盘场景中,占多数的是更趋完整性的象征。在赫斯提型女性的结束沙盘中,环形和环绕中心是最常出现的母题。一位女士在结束沙盘中,做了一个偏离中心的环形土丘,上面有一条蜿蜒而上的小道。另两位女士则围绕着处于中心的沙具画出环形,位于中心的是一块浮木和一尊神。

雅典娜型女性的结束沙盘则变得更加平衡:与她们的初始沙盘相比,攻击性已不再占主导地位。一位职业女性描绘了一对王室夫妇正在观看格斗的戏剧。现在,攻击性出现在舞台上,不再直接通过实际事件表现出来。另一位职业女性在她的结束沙盘中,创作了一幕静谧的自然风景,与一位赫斯提型女性的初始沙盘极为相似。而且与赫斯提型女性一样,许多雅典娜型女性的结束沙盘也表现出了趋向中心的迹象。在最后一个沙盘的中间,艾琳在马戏团的环形剧场的中心位置放了一个巫婆。另一位女性在最后的沙盘中做了一个位于中央的土堆,在土堆的尖顶上放了一座塔。

结果

在结束分析之后,这些女性身上发生了些什么呢?当我最后一次联系她们的时候,大约 1/4 的女性不再单一地聚焦在家庭或者职业之上了。有几位赫斯提型女性参加了学术性的课程学习或参加了工作,以发展其雅典娜的一面。她们中的大多数人还报告说改善了与丈夫和/或孩子的关系。因此,她们既保持了自己原初的价值,又发展了雅典娜的一面。

雅典娜组的几位女性通过婚姻关系或稳定的伴侣关系,拓展了其与他人产生联结的能力。其中有三位女士有了孩子。她们当中大多数人依然保留了自己取得成就的一面，在其专业领域取得了资格证书或在工作中得以升职。

赫斯提组与雅典娜组的女性具有相同的品质，就是保护或为他人付出，对象可能是家人、病人或来访者，这令她们不再局限于自己，而是进入更广阔的天地。她们都经历了一个相似的过程，不管其最初占主导的价值是爱洛斯还是逻各斯。两组女性处理问题的解决方案都源于与其内在核心的联结，而不是认同赫斯提的一面或雅典娜的一面。这让她们能自由地去发展对立的原型，而其最初占主导地位的一面的功能并未受损，而是明显地增强了。

我不能确信，我们是否真的知道在分析过程中到底发生了什么，引发了这一趋向内在核心的过程。我们可以依据事实，展示其发生的顺序，但我们不能声称真正理解了。女性对于父权制传统的反叛，对抗的不仅是外在成就方面不平等的机会，还包括来自男性的"理解"——一种用男性的术语、从男性价值观出发做出的解释。

荣格曾就分析师对于接受分析者的"理解"提出警示。在他的一封信中，荣格说道：

> 理解是极为可怕的束缚力量，一旦它抚平那极为重要的差异，它就会成为真正意义上的谋杀灵魂的凶手。个体的核心是生命之谜，其"被把握"之时，就是其被扼杀之时。

（Jung，1973：31）

沙盘游戏：心灵的默默耕耘

第二十六章　沙盘游戏中儿童的
发展阶段

观察儿童所做的一系列沙盘时，我发现如果把沙盘场景与最初由诺伊曼（1973）和卡尔夫（1971，1980）所描述的自我发展阶段联系起来，会很有帮助。诺伊曼区分了五个发展阶段。在头两个发展阶段，自我主要神秘参与母亲原型。例如，他描述了最初的"阳具—钻地魔虫"（phallic-chthonian）期："它的植物性和动物性形态在很大程度上仍是被动的……它还没有把自己从大自然的母性力量和无意识的支配中解放出来。"尽管在接下来的"阳具—魔力"（phallic-magic）期，自我开始拥有"自己可观的活跃程度"，但是只有当儿童进入第三阶段，即"魔力—好战"（magic-warlike）期时，自我

> 首先克服其对母系的依赖，这样它才能引发向父系的转变，与父系相关的是随之产生的"太阳自我"。在"太阳—好战"（solar-war-like）期，自我认同为父亲原型。随后是成年父权自我的"太阳—理性"（solar-rational）期，此时自我的独立性达到了顶峰，获得了相对自由的意志，之后则是相对自由的认知自我。
>
> （Neumann，1973：139）

卡尔夫的经验证实了诺伊曼的理论，她提出了三个类似的自我发展阶段："动物—植物"（animal-vegetative）期，对应诺伊曼的前两个"阳具"期；"战斗"（fighting）期，类似于诺伊曼的两个"好战"期；以及"适应集体"（adaptation to the collective）期，它等同于诺伊曼的"太阳—理性"期（卡尔夫，1980：32）。表 26-1 把诺伊曼和卡尔夫的儿童发展阶段进行了对照。

表 26-1　发展阶段的对照

诺伊曼	卡尔夫
"阳具—钻地魔虫"期	"动物—植物"期
"阳具—魔力"期	

诺伊曼	卡尔夫
"魔力—好战"期	"战斗"期
"太阳—好战"期	
"太阳—理性"期	"适应集体"期

我发现，卡尔夫的三个连续阶段经常在不同年龄段的儿童的初始沙盘中展现出来，如6岁段、9岁段和12岁段。这些儿童可能会在他们接下来的沙盘中继续精心制作同一个阶段的主题，也可能过渡至下一个或下几个阶段。

"动物—植物"期：6岁儿童的个案

以一个6岁男孩的初始沙盘（见图26-1）为例，这个沙盘中无一例外全是动物和植物，具有"动物—植物"期的典型特征。所有的动物都是史前动物：在沙盘的前方，一队恐龙从右向左横穿过去。一般来说，儿童使用史前动物的频次比成年人要高，似乎与这一阶段属于钻地魔虫的特性有关。沙盘中间左侧和右上方的暗黑区域是水坑——他掏空沙子，露出了沙盘底部的蓝色。儿童多数会为放入沙盘中的动物提供水和食物。这通常是他们学习如何积极为自己获取滋养的第一步。他们不再仅仅被动地从他人那里接受滋养，因此这是朝向更高水平的自我自主迈进了一步。

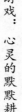

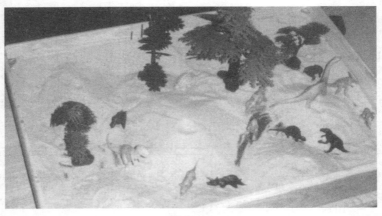

图 26 - 1

尽管在沙盘场景中放入树等植物是植物阶段的典型特征，但这一幕也可出现在任何年龄或发展水平者的沙盘场景中。植物的出现意味着激活了心理成长的内在力量，相反，缺少植物的沙盘场景可能暗示着毫无生机的感觉。

这个男孩的沙盘场景中，位于中央偏左的位置有一个大土堆，沙盘的其他部分还有四个稍小一些的看不太清的土堆。他说这些土堆是火山，并给每个火山做了一个位于中心的火山口。它们暗示了郁结的、可能会爆发的情感。这些情感的涌现可能会推动男孩走出偏被动的母权制阶段，而进入更为活跃的战斗阶段，是父权制序列阶段的开端。

就像预期的那样，这个男孩接下来的两个沙盘就是战斗的场景，先是来自两个不同国家的士兵间的一场战争，接着是一场海战。接下来的沙盘场景描绘了一个国王由许多卫兵保护着，这表征了原型层面的男性特质的首次涌现（同样，对于女孩来说，使用王后的沙具可能与原型层面的女性特质的涌现相吻合）。这个男孩似乎很好地过渡到了父权阶段。国王的出现可能反映出他开始与父亲原型相认同，这正是诺伊曼的"太阳—好战"期的特征。

"战斗"期：一个 9 岁儿童的个案

一个 9 岁男孩在他的初始沙盘（见图 26 - 2）中，跳过了"动物—植物"期，而直接开启了自我发展的"战斗"期。两军对垒，面对面摆开阵势，战斗一触即发，布满了大炮、骑兵和步兵。在随后的两个沙盘中，他摆出了更多的战争场景。在创作这些战争场景时，他针对我说一些批判性的话语，还摆了一门大炮对着我的方向"开火"。

"战斗"期的儿童通常会在沙盘场景描绘的戏剧当中，把治疗师作为敌对的一方牵涉进来，或者借着测试治疗师的底线，要求治疗师以敌对的立场参与进来，如"让"沙子撒到沙盘外面、撒到地板上。之后，他们可能与治疗师一起启动某种联合创造。在儿童的发展过程中，他们在与治疗师打交道时，通常有规律地交替采用消极与积极的方式。

男孩把他的第三幕战争场景称为"争夺婴儿之战"。对于自己内在新出现的成长，他可能正体验着冲突或矛盾。他在沙盘的一个角落里放了一口井——他从地底下、从无意识中获取能量，以帮助解决这一冲突。他的下一个沙盘延续了这一主题：动物们在一个水坑旁喝水。

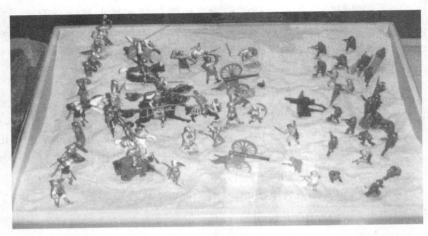

图 26 - 2

能量之源，包括井、食物或加油站，经常出现在过渡时期。自我为了应对内在与外在力量之间的斗争，似乎需要额外补充能量。

在对治疗师"开火"、为争夺婴儿而战以及为自己提供水之后，男孩在沙盘中首次使用了围栏。他可能开始认识到需要更多的限制或者控制。

卡尔夫在对"适应集体"期的描述中指出（Kalff，1980：33），儿童使用围栏通常与其涌现出的"与外在影响做斗争……从而能够把握这些外在影响"的能力有关。适应集体阶段在沙盘中的其他表现形式可能有：学校的场景；竞赛或开运动会；与权威人物（家长、老师和警察）之间的互动，特别是冲突型的互动，以及善恶之间的对比。

从"战斗"期向"适应集体"期的过渡可能会持续几周或者几个月，通常以战争场景与圈禁动物的场景交替出现为标志。我们经常可以准确地预言，如果一幕沙盘场景中出现了攻击性，紧随其后的沙盘场景中将会出现动物被圈禁起来。

"适应集体"期：一个 12 岁女孩的个案

一个 12 岁女孩所创作的第一幕沙盘场景（见图 26 - 3）同时跳过了"动物—植物"期和"战斗"期。她开始于卡尔夫提出的第三阶段，即"适应集体"期。在初始沙盘中，她在农场的动物周围放置了围栏。她

沙盘游戏：心灵的默默耕耘

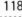

并不是在限制那些潜在的具有破坏力的攻击性，那些在男孩的战斗场景中可以看到。她圈禁的不是老虎和狮子。相反，她似乎正在体验一种进一步约束其已驯化的动物本能的需求。

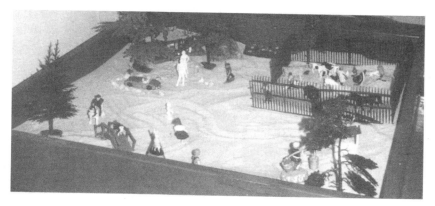

图 26 - 3

　　农场上的女孩们，其中的一个正在为动物们撒下谷粒：她在积极地为她的动物自我提供滋养，这是朝向自我独立的另一步。前面提及的男孩们做沙盘游戏时，在沙中挖出水坑，动物们可以来饮水；这个 12 岁女孩则挑选了直接为动物们喂食的人物沙具。这一更为直接的活动可能与 12 岁年龄段的孩子具有更高的发展水平相关。或者，这与饲养动物和提供滋养是一种普遍的女性特质的价值观有着某种联系。

　　第二个女孩正在挤奶。这里，人类从动物那里获得滋养。沙盘游戏者不必自我认同为一个被喂养的动物，以便为自己获得滋养；相反，她可以自我认同为一个和自己非常相似的人类的女孩。

　　在这幕沙盘场景中，本能的消极方面（由需要被限制来暗示），与其积极的方面（由提供滋养和被滋养来暗示）取得了平衡。于是，这里出现了一个完整的循环：她为自己的本能提供滋养，而她也从本能那里获得滋养。

　　沙盘的右下角有一口井，又一次暗示着从更深的水平获得能量。但在这幕沙盘场景中，与那个 6 岁男孩的沙盘场景有所不同，不只有那口井在那儿。井旁还有一个男性人物，肩膀上挑着两只水桶，很明显他是来取水的。这里，男性气质再一次更积极地发挥作用：获取滋养。

　　沙盘的左上方，一男一女站在一座房子旁，房子前面的路上停着一辆小汽车。房子通常被认为是女性的象征，汽车通常被认为是男性的象征。沙盘的左下方，一个男子骑着马朝一座桥走去。汽车和马都是与交通有关的能量的形式，尽管其中一个是机械的，一个是有生命的。它们都给沙盘场景带来了男性的动力。

那座桥显示她正在努力联结自己对立的部分。需要被联结的部分并未在这个沙盘中鲜明地刻画出来，但男性特质与女性特质的几处表征，以及运动与滋养之间的对比，还是提供了一些线索。有时候，就像这个沙盘中的场景一样，桥用于联结对立面的功能并不是清晰明了的。但桥作为一个联结物的象征方面的价值依然有效。对于对立面的识别与容忍，可以引导至心灵的转化。

这个 12 岁女孩接下来的两幕沙盘场景展示了一个女孩跳入水中，又是接近无意识的更为积极的方式。两幕沙盘场景中都放入了加油站，可以为运动提供能量。

她的第四个同时也是最后一幕沙盘场景（见图 26 - 4，从右下角的角度拍摄的），进一步发展了适应集体的主题。两个区域都安排了体育竞赛："奥运会体操"在左边的区域，自行车竞赛在前面。右边更大的区域描绘了一个学校的教室，孩子们坐在课桌前；一个学生在和老师、校长互动。沙盘上方中间的位置，跳水的女孩又准备跳入水池。在回顾当中，我会把这一个跳水的女孩的持续出现解释为：来访者已经做好准备要继续接受更深度的心理治疗，但当时的环境已不允许她安排更多的面谈。

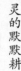

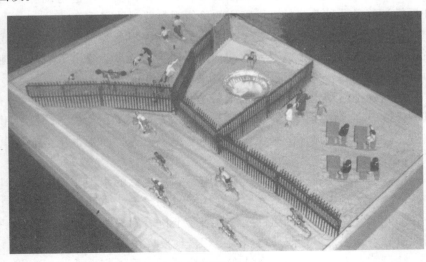

图 26 - 4

尽管年龄的先后顺序和儿童连续的发展阶段的出现有一定的联系，

但是，这种联系当然不是一一对应的。从一个阶段到另一个阶段的进展也并不是遵循严格固定的顺序。这里列举的例子，并不意味着这是一个一成不变的过程，而只是为了鉴别由诺伊曼和卡尔夫提出的自我发展阶段，并说明其理论对于理解儿童的沙盘场景极有帮助。

这种类型的理解通常不会通过言语传达给孩子们。事实上，就像是对成年人那样，在沙盘游戏治疗过程中，我避免向儿童做出解释，我更喜欢的是自发的，通常是非言语的沟通。对沙盘所描绘的场景表示欣赏，对儿童所遭遇的痛苦挣扎表达共情，为他们的成就感到欣喜，这些足以提供一个神圣空间，让孩子们在这一空间发展成长。在一系列的沙盘场景创作完成后，与孩子一起观看投影出的沙盘幻灯片，就观察到的沙盘中所发生的一切用言语进行交流。到那时，认知与感受体验相结合，相得益彰。

第三部分

个案研究

第二十七章　个案研究引介

第三部分由十个案例构成，用以说明贯穿本书的各种观点。凯西的案例证明了在儿童的沙盘游戏中出现的自我治愈现象。凯西是我的第一位沙盘游戏治疗的来访者，和我一起工作了一段时间。她的沙盘游戏过程使我明白，使用围栏来控制愤怒，容器的容纳功能用于孵化，各个沙盘中相互交织共同移情，以及发展出男性特质，但不以牺牲女性特质为代价。

吉姆最初的两个沙盘已在第二十二章有关桥的部分介绍过（见图22-7和图22-8）。这里将展示他完整的沙盘游戏过程。我为吉姆做心理分析已超过20年，但他做系列沙盘只用了短短几个月的时间。他在沙盘上的工作，让他在51岁的年纪，第一次认识到自己生命中具有性欲望的男子气概。

艾达是我治疗的沙盘游戏者中，唯一被诊断为患有精神病的人。首次精神病发作后，她被转介到我这里。在沙盘游戏治疗的过程中，她还发作过一次，不过症状表现较为轻微。

伊尔萨的沙盘游戏过程说明，即使做沙盘游戏的时间有限，心灵也能做出回应。她只来了五次，但在这段时间里她的确完成了一个沙盘游戏的过程。

艾琳是有关赫斯提型和雅典娜型女性的研究中的一位职业女性。她的沙盘场景刚开始的时候是一个圆环破裂成几个部分，结束的时候则是一个完整无缺的环形。

罗达做一系列沙盘的时间也非常有限。她的初始沙盘预示了对灵性的追寻。在接下来的四次沙盘制作中，这个主题持续出现，并最终有了结果。

厄休拉的几个沙盘曾在关于海龟和圣门的象征及关于赫斯提与雅典娜的几章中简略提及。在这里将介绍她的整个沙盘过程。她的情况很特别：在为期15年的分析中，她只做了10个沙盘。部分沙盘前后之间相隔达3年之久，但10个沙盘放在一起仍是一个前后呼应、完整的过程。

埃米的沙盘首次提醒我，要对沙具的摆放顺序进行分析。即使是在她的初始沙盘中，也已经出现了几个关于补偿性的摆放和成长的顺序的例子。

和伊尔萨类似，艾美在和我做沙盘游戏的同时，继续定期去见她的分析师。正是在她的沙盘游戏治疗过程中，我日益觉察到对移情—反移情问题保持警惕的重要性，我后来把这种移情—反移情称为共同移情。

最后介绍的一位来访者是黛比，她是一位女士，来我这里接受沙盘游戏治疗，是为了帮她做好准备，面对因罹患癌症而死亡。她采用沙盘游戏来处理自己的未竟之事，是在向沙盘游戏表达敬意，也是在向她自己表达敬意。

第二十八章 凯西：沙盘游戏中的自我治愈

凯西的一系列沙盘，展示了自我治愈的过程。当我有幸观察到心理的治愈时，我心中总是怀有敬畏之情，一如当我观察到身体的创伤如烧伤或割伤的伤口痊愈时我所怀有的那种敬畏。皮肤的组织细胞兢兢业业地自我修复，没有来自外界的帮助（除了为防止感染和再次受伤而提供的一些保护）。

许多心理创伤也可以自我治愈。心理创伤的治愈，就像身体创伤的治愈一样，需要一个治愈得以发生的空间，需要安全或保护。沙盘游戏"自由而受保护的空间"同时提供了这些条件。来访者可以在沙盘中做任何想做的事情，而治疗师一直陪伴在旁边，提供保护。

凯西被带到我这里接受治疗时，快要过 10 岁的生日了。由于她在学校里的学习越来越困难，她接受了大量的心理方面的训练。最终诊断评估部分内容如下：

> 与低自尊相关的严重情绪问题，在人际交往中不能主张自己的权利。智力水平中等，但书面语言贫乏，眼动协调能力差，符合阅读困难的诊断。对失败极其敏感。

凯西的父亲总是超额完成任务，十分优秀。他对自己和周围的人都要求完美。他因强迫和抑郁，曾在一位荣格心理分析师那里接受分析。我见到凯西时，她父亲已在 4 个月前死于脑溢血。

凯西的母亲总体而言比她丈夫要宽容得多。她也在接受心理分析。凯西有一个 8 岁的弟弟和一个 7 岁的妹妹。

我曾与凯西父亲的分析师交谈，他告诉我，在分析时，她父亲从来没有提到过凯西和她妹妹——他只对自己的儿子感兴趣。凯西父亲对她很失望，认为她只要努力，就可以在学校里表现得更好。但凯西在学校里还是表现得很糟糕，变得更加沉默寡言、自我苛求。因此，我们发现的问题有：学校里表现糟糕、来自父亲的指责、低自尊、不能主张自己的权利或表达自己的观点，所有这一切雪上加霜，形成一个恶性循环，让她无法逃离。她父亲的死也未能使她放松下来。

我为凯西提供了长达一年半时间的治疗，共有 43 次面谈。对她的工作的主要目标是使她更能主张自己的权利，次要目标是：

（1）使她克服对权威的恐惧以及随之而来的对失败的恐惧。

（2）让她明白，她可以控制攻击性的表达（这样就不必去压抑或抑制它了）。

（3）矫正她两极化的印象：母亲或女性特质是好的，父亲或男性特质是坏的。

凯西是一个天性外向的孩子，但她的言语表达却总是与失败和痛苦相关。刚开始的时候，她在面谈的一个小时里说话很少，却能在单次面谈中创作多幕沙盘场景。她已经随时做好准备。对于能够给她提供非言语的表达方式的技术，她如饥似渴。她甚至会不声不响地使用沙具，来练习她的眼动技能。例如，她发现了花圃的沙具后，在几次面谈当中，都会小心翼翼地把花放入花圃的洞中。对于自己的不断进步，她欣喜不已。

在治疗的早期阶段，她在沙盘中展示出的是压抑和严格自律，之后则逐渐放松了控制。尽管如此，直到治疗的后期阶段，一旦她在沙盘中，或是在与我的关系中，或是在谈论别人时，表现出攻击性，她在随后的沙盘中都会很明显地在动物的周围放置围栏——不管是在同一次面谈做的沙盘中还是在下一次面谈做的沙盘中。我从中看到了她的需要，她需要再次确认自己控制情感和本能的能力。

在与我互动的过程中，凯西迅速克服了她早期沉默寡言的顺从，开始试探我所设定的一些限制，诸如水的使用，不能把沙子撒到地板上，不能打开柜子里储备物品的盒子，等等。旧金山荣格研究院准许我使用沙盘室，我不希望这一许可被撤销。

于是，我设置了规定，凯西对此表示有疑问。有时，我变得焦虑、恼怒。通常我会承认她是对的。我变得越来越宽容。一旦我变得更宽容，她就变得更自信，不再温顺地服从，或充满攻击性地挑衅。她学会了如何进行协商。最后，她甚至写出了她自己制定的守则。她在草皮的反面写上"不要放入沙中"。她在告诉其他使用沙盘的孩子们：禁止把草皮放到沙子里。

她还体验到了在她与我的关系中成为权威的感觉。她要求我把一些东西放在一起。我有困难时，她会取笑我。当我最终成功的时候，她又带着一丝嘲讽的语气说："我说过你能行的！"我自己在想，有多少次她可能与父亲——那个总是取笑和嘲讽她的父亲——处在对立的位置。凯西有时让我们在沙盘中打仗，小小的大炮互相瞄准开火。她对我的攻击性当中还掺杂着关心的举动：有时，她带来饼干和饮料，在她完成沙盘场景创作之后和我分享。

发展男性成就与坚定自信的一面，同时也发展女性的关爱和接纳的一面，对于大多数年轻女孩和成年女性来说，是非常普遍的任务。而事实上，对男性来说也是如此。如果凯西在一次沙盘游戏中，看到了她的男性特质或者说敢于主张自己的权利的一面后，在下一次沙盘游戏中，她通常会回归到重新肯定自己的女性认同一面，她会采用母亲、花园、贝壳、房子以及其他熟悉的女性特质的象征。

除了多少有点意识化地使用沙盘游戏的材料之外，凯西的无意识有时也会参与到沙盘游戏当中，通常是在深层的或原型的水平。当然，无意识任何时候都在发挥作用。但有几次无意识明显地表现出来了，从沙盘中可以看到。凯西在沙盘游戏过程中，共有四次出现了趋向中心的情况，她似乎触碰到了自性。

凯西的初始沙盘场景（见图28-1："动物园的动物圈禁在围栏中"）反映了她对攻击性的害怕。她必须把攻击性置于控制之下，于是野生动物被圈禁起来。她的害怕有两个根源：一是害怕失败；还有一种害怕，

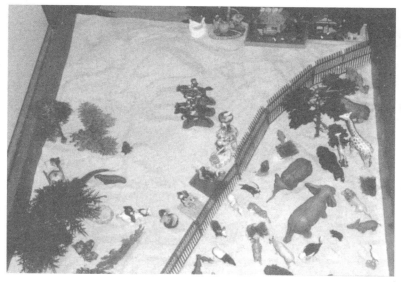

图 28-1

就是多年来因挫败而一直郁结的愤怒，一旦被允许去表达，可能会把她淹没。然而，马没有被圈禁，人们骑着它四处走。她还可以运用一些动物的或是本能的力量，来继续分析的旅程。

　　沙盘的左侧，一只鳄鱼躲在树丛后面。消极母亲吞噬的一面，部分是有意识的，部分是无意识的。房子带来的是积极母亲提供保护的一面。

　　位于沙盘顶部的井也是积极的迹象。从地下把水取上来，类似于从无意识中提取内容。提着水桶的日本人偶准备取水。凯西似乎已为分析过程做好了准备。

　　在凯西的第二幕沙盘场景（见图28-2："被喂养的动物"）中，动物依然被圈禁，但鸭子在围栏外面——她已准备好给予情感和本能更多的自由。这些动物都是家养的而不是野生的，它们"更安全"。这里还有给动物的食物——她正打算为自己的本能提供滋养。井仍旧存在。成长通过绿色植物来表征。凯西还在这幕沙盘场景中使用了一个花房，或者叫作温室。在凯西之后许多的沙盘中，这对她而言都是非常重要的象征。花房，如同治疗的神圣空间，是天性的成长被保护和培育的地方。

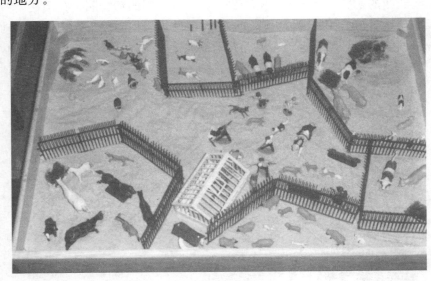

图28-2

　　接下来的一幕沙盘场景（见图28-3："马戏团"）中，马戏团的圆形表演场位于中央，暗示凯西内在开启了趋向中心或整体感的倾向。这里的动物不再是被圈禁的，它们在人类智慧的指引下进行表演。这是一种不同的控制，需要技巧和判断。四头大象组成的大象一家在圆形表演场的外面绕圈。很显然，大象对凯西来说具有特殊的意义。

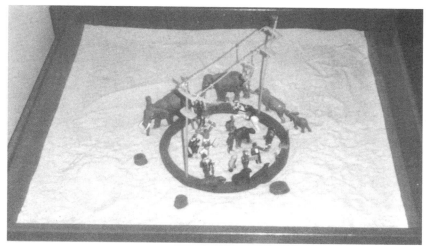

图 28 - 3

在这次面谈中，凯西告诉我她将会给一场宠物秀做评委。因此，她会担任评委，而不是被他人评判。她还提到了自己胳膊上的抓痕。她说那是她的猫抓的，但它不是故意的。她补充道："它抓我的时候还在发出咕噜声。这是一个咕噜咕噜的抓痕。"爱与伤害可能结合在同一个举动当中。

在接下来的一次面谈中，凯西设计了四幕沙盘场景。前面三幕分别是：摩托车和赛马，又一次涉及发展技能和被评判；一个女人打算跳进水池中——跳入无意识；一位王子决斗获胜，即将与一位公主结婚——一场王室的婚礼，凯西内在的男性特质与女性特质的结合即将开启。

这次面谈的最后一幕沙盘场景中，凯西在位于中央的摇篮里放了一个小婴儿（见图 28 - 4："基督诞生场景"）。之后，她还放了圣女玛利亚、约瑟夫，以及婴儿周围的智者。围绕这个育儿所，她摆了一整片森林，最后又加上了她熟悉的花房。

这个沙盘强调了植物的生命和生长（树和温室），以及新生的婴儿，这说明她内在有了新的发展。那个婴儿就是圣婴基督。这可能仅仅是由于她做这个沙盘是在 12 月份，临近圣诞节，但也有可能是在原型的水

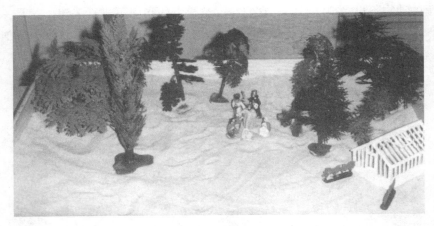

图 28－4

平上有了新进展——圣婴诞生了。

在接下来的面谈中，她设计了一幕几乎相同的场景（见图 28－5："第二幕基督诞生场景"）。一定是第一幕基督诞生场景太重要了，被铭记在她的无意识当中。她不可能在意识层面记得如此准确。然而，这一次她加了一座桥，让人回想起她之前设计的那幕王子和公主即将成婚的沙盘场景。

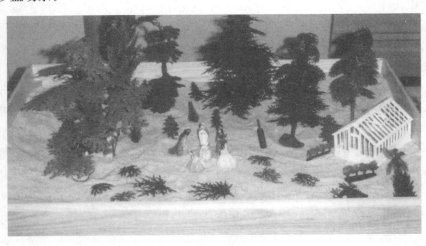

图 28－5

凯西说她的下一幕沙盘场景是庆祝女王生日的庆典。这个意象又一次与王室成员的诞生有关，这次是原型层面的女性特质的涌现。

在她的下一幕沙盘场景（见图 28－6："家长上学"）中，大人们都坐在左侧的一间教室里，而孩子们待在右侧四座房子的前方。这是一个真正的转折点：家长们必须去上学，而孩子们却可以待在家里！

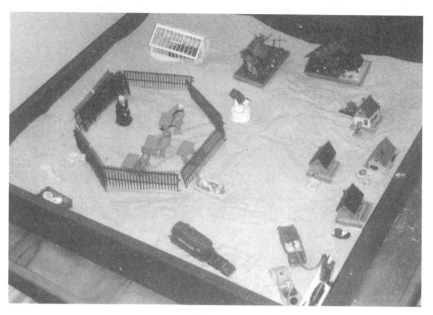

图 28 - 6

这个沙盘中有许多新生命：婴儿床上的婴儿，浴盆中的婴儿，总共有九个婴儿。有两辆小汽车正在加油，油罐车可提供额外的能源。汽车和房子暗示着男性特质和女性特质同时被激活。凯西既要学会在学校里好好表现，也要学会如何与他人产生联结或关心他人。

接下来的六幕沙盘场景在以下的主题间转换：滋养（带婴儿的母亲、挤奶的女人、进食或饮水的动物）；未被控制的攻击性（野蛮人在滥杀无辜）；被控制的攻击性（被圈禁的动物），以及这些控制在逐渐减少（围栏里面和外面的动物）。

之后，我们遇到了另一个趋向中心的沙盘（见图 28 - 7："骑黑马的黑骑士"）。这一次，凯西把一名身披黑甲、骑着黑马的骑士放到了沙盘中。她让马和骑士在沙盘中环绕了几次，最终盘旋着来到中心的位置。快要结束的时候，她把一头大象从沙盘左侧放入沙盘中。这头大象可能表征了自无意识中涌现的内容——它在接近她黑暗的、英雄般的男性特质，但不具有威胁性。

在接下来的一系列面谈中，凯西布置了许多有关日常生活的沙盘场

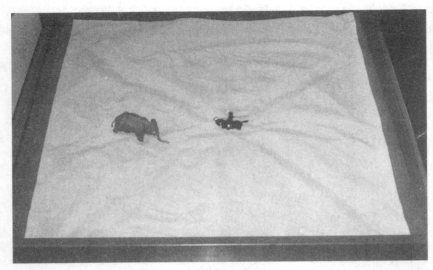

图 28 - 7

景，梳理出女孩对应于男孩、好对应于坏、花园对应于学校、顺从对应于反抗等。在其中的一个沙盘中，她为男孩们建造了一所学校。她说，这些男孩"都是坏孩子"。同时，这幕沙盘场景中还有许多器物（茅草屋、平房、轮船、放有婴儿的婴儿床）。由此可见，她在沙盘中为自己提供了多种被涵容的体验。

就在这一次面谈中，她希望我允许她使用存放在柜子里的物品。我尝试着去涵容她，但同时坚定地禁止她使用它们。她说，缺少那些额外的物品，她难以完成沙盘场景创作。在随后的一次面谈中，经过协调，我收回了自己过于严格的禁令。伴随着沙盘游戏场景的创作，出现了许多移情—反移情的互动，而这是其中的一个例子。

在另一幕沙盘场景中，她把学校与花园分离开来。学校有成就或成绩以及男性特质的含义；花园则是属于大自然，有女性特质的含义。她说："坏男孩和坏女孩都待在学校中。"因此，现在不是所有男孩都是坏的、所有女孩都是好的了。

之后，凯西把成就导向的学校与自然成长的花园结合在一起。就在这同一次面谈中，凯西非常投入地练习她的眼动技能；她把花放入花圃中，这又是把与男性特质相关的成绩表现和与女性特质相关的大自然结合在一起了。对于自己所做的一切，凯西大为赞赏。凯西对于自己感受良好，这进一步为她的自我提供力量，反之，力量增强的自我又能增进她对自己的好感。不断强化的恶性循环已被不断强化的自我治愈的循环取代。

这一系列沙盘中的最后一幕沙盘场景（见图 28-8："每个人的城市"）中有男孩和女孩、孩子与大人、抱着黑人洋娃娃的黑人女孩以及美洲印第安人和日本人。一条河流横贯沙盘中央，河上的桥把沙盘两侧联结起来。但这里河的两侧似乎并不表征被区分的对立面。也许在这幕场景中，桥指代一种更广泛的联结或者说汇集。凯西把这个沙盘叫作"每个人的城市"，指明她内在的许多方面得到了整合。

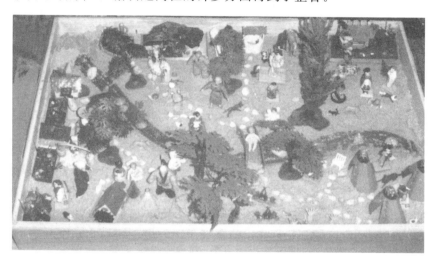

图 28-8

凯西告诉我，那条从右下角流向左上角的小溪中的水是圣水，但里面有细菌，因此，右下方的人们无法喝小溪中的水。她在小溪里放了一块绿色的石头，她说人们都想跳入水中得到它，但是溪水太深，谁也得不到。或许在那个时候，她的无意识中有一些"珍宝"，但是处在太深的位置，无法获得。

在接下来的一幕沙盘场景（见图 28-9："有贝壳与飞鸟的水景"）中，有一片水域，形状像一只瓶子，或者也许像是一个子宫。在这幕场景中，除了水本身之外，还有一些女性特质的象征，如贝壳和房子。积极的女性特质被重新肯定或增强了。

做完这次沙盘游戏之后，凯西创作了一幕与之形成鲜明对比的场景，表征了关于消极的、充满敌意的女性特质的体验。在这幕沙盘场景中，她描绘了一位母亲朝着女儿咆哮。在沙盘的底部还有一门大炮，随

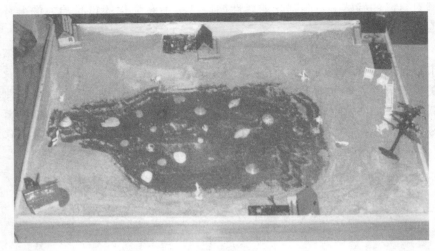

图 28 - 9

时准备开火。

　　接下来的几次面谈中创作的沙盘场景是在战斗（她要求我们互相射击，谈到了与她的弟弟和母亲之间的斗争）与圈禁（被圈禁的大象一家）之间的交替变化。之后的一次面谈中，显著的特点是出现了更多的试探，且比之前任何一次表现出更强的、普遍的消极性。她把湿沙丢到了地上。有几次，她开始创作出一幕场景，之后就毁掉它。她制定了一些对她有利的"规则"，随后又取消这些"规则"。最后，她让我和她一起在沙盘中玩用小型的大炮互相射击的游戏。

　　在随后的一次面谈中，她想谈话。她谈到了老师和孩子、成年人和儿童，还有保姆。这是一次很好的分享的面谈。

　　在她的下一幕沙盘场景中，有一些来自东方的人在过桥。她说每个人都害怕蝾螈和蛇。右上方有一个人提着灯笼，他在看着水流向小溪。凯西说："他们饮用溪水，用溪水来洗手和洗脸。"灯笼作为象征，代表着意识，在这里确保溪水可以用于净化。

　　在接下来的三次面谈中，凯西在沙盘之外，在桌子上，创造了一个花园，每次都使用了温室。在三次面谈中，温室的门都是打开的。在此之后，凯西没有再使用过温室，似乎它已经完成了它的使命；温室为她提供了一个受保护的地方，在那里她可以茁壮成长。

　　在接下来的一次面谈中，她在沙盘中筑了一道沙墙，我们隔着沙墙相互射击。接下来的一次面谈，是四个月长假（我和她都有假期）前的

沙盘游戏：心灵的默默耕耘

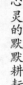

最后一次。她给我带来一个铅笔袋，这是与学校表现有关的礼物，她还在黑板上写了一个"爱"字。上一次面谈中，她表现的是愤怒；而在随后的面谈中，她表现的是关爱。她不再需要把动物圈禁在围栏中了。

她从意大利给我寄来一张明信片，上面有摩西的雕像。摩西标志着制定法律的父亲这一权威的男性形象。她寄给我的图片实际上包含了她的生活和治疗中的一个重大主题。

在这次因假期导致的分离之后，凯西做的前三个沙盘重复了一些她早期所关注的主题（围栏中的动物、学校和花园、孩子和大人）。这通常发生在假期之后，是对中断之前的治疗历程的回顾。她谈到了学校，并且第一次问了我许多有关我自己的问题，诸如"你像小女孩一样喜欢漂亮的新衣服吗？"她现在把自己认同为治疗师，而治疗师曾是她之前对抗或喜爱过的权威。

她最后的沙盘场景（见图 28-10："城堡"）又包含了一个趋向中心的主题。她在沙盘中央用沙做了一个沙堆，然后我们一起做塔。我们把湿沙放入试管中，小心地将成型的沙子倒在沙堆上，形成一个城堡。在沙盘右侧中心的位置，她放了三枚贝壳，那个位置以前经常出现的沙具是花房。由此，她把女性特质的象征贝壳与男性特质的象征数字"三"结合在了一起。

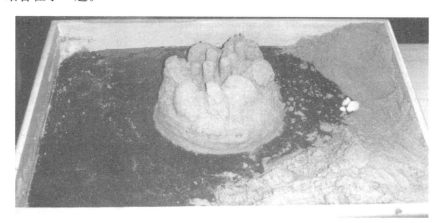

图 28-10

她说城堡里住着一位公主，还解释说："她父亲把她关在里面。"我问，他是否待她很刻薄，她说："不，他是在保护她。"

我们从沙盘的一侧到另一侧，用微型大炮互相对射了好几次。凯西说在我们俩打仗的时候，公主躲到了城堡的下面，这样，当战争持续的时候，公主就能藏起来，保护好自己。接着，凯西在寻找一颗遗失的子弹时，把建造的场景全部毁掉了。我认为这可能标志着她已把自己从消极的父亲情结中释放出来了。

在下一次面谈中，她谈论了学校，没有使用沙盘。她在桌子上设置了另一个花园的景象。有一座桥架在小溪上，她解释说："水从桥下流过，它是纯净的。"之前被细菌污染了的圣水，如今清澈地流淌。

我们在沙盘室的最后一次面谈当中，凯西在黑板上画了一个男孩和一个女孩——他们打算去参加晚会。在她早期的沙盘中，男性特质与女性特质之间的统合，以王子与公主的婚礼的原型形式出现。现在，他们之间的内在统一采取的形式是普通的男孩与和她同龄的女孩之间的关系。此次面谈后，我开始在办公室每个月见一次凯西，持续了六个月的时间，直到我们共同决定终止治疗。

两年后，凯西的母亲寄给我一张凯西的成绩单，上面记录的都是好成绩。她还写道："特别让我高兴的是，当她和我一起在家的时候，她是一个名副其实的 13 岁的孩子了！"三年后，她母亲打电话告诉我，凯西在高中表现很出色。她顺利地开启了自己的人生之旅。

沙盘游戏：心灵的默默耕耘

第二十九章　吉姆：男性特质的发展

　　吉姆第一次来见我时，已年近 30 岁。他寻求治疗的原因是患有恐惧症，主要是畏高，并伴有幽闭恐惧症和广场恐惧症，害怕过桥，害怕失去双亲，害怕待在宇宙中的某个球状物的表面，还害怕未知的一切。他会问："我们来自何处？为何在此处？我们将去往何处？"这相同的问题，我们在成长过程中也会不时提及；长大成人之后，我们也会反复追问。吉姆还害怕和他人发生性关系，原因是在他的成长过程中，他被告知性是糟糕的和肮脏的。后来，在 47 岁的时候，他说："性对我来说依旧是一个谜团。"

　　吉姆认为他的父亲是一个严苛、冷酷无情的人，把自己的制造公司看得比家庭更为重要。他父亲曾写道："我们要一直保持强大的销售力，不管吃饭、睡觉还是在做梦，都要想到我们的产品。"

　　吉姆很爱他的母亲，但抱怨她令他"窒息"。他对此愤愤不平，他说："如果你处在母亲的掌控之下，你就不可能发展自己。"吉姆是家里四个孩子中最小的。他有一个大姐和两个已经结婚的哥哥。自第一次来我这里之后，他接受了近十年的治疗。十年的治疗接近尾声时，他加入了父亲的公司，成功地克服了大部分的恐惧症，与一些女性相处时也感觉放松了许多。

　　十年后，父亲去世了，吉姆又回来接受治疗。当时他已经快 50 岁了，恐惧症又开始困扰他。他在乘电梯时带着一台录音机，一边乘电梯，一边说话、录音，一直到他不能够忍受的高度为止。他还把录音带带到治疗室，我们一起来听。他会花好几个小时的时间来责备自己过于懒惰。他感觉自己毫无价值，同时又渴望成功。很明显，他内化了他父亲的苛求。

　　这一时期，我已经拥有了一个沙盘。有一天，吉姆说他想创作一幅沙画。接下来连续四周的时间，他做了四次沙盘，之后又做了两次，每次都间隔几个月的时间。

　　吉姆把他的初始沙盘（见图 22 - 7）描述为海滨的度假小木屋。但他没有尝试把沙移走（那样可以露出沙盘的蓝色底面，以表征水）。吉姆在这个初始沙盘中也使用了桥梁，但桥两侧的对立面并不是很明显。沙盘的右侧有一块干燥的陆地，暗示了与地下水（花园里的水池、两口井和树）的联结。沙盘的左侧有一片水域，周围有一些干枯的植物。每一侧都是不太清晰的干燥与湿润的混合。甚至连桥下面的小溪也是在整幕场景完成后才做成的，似乎是回想起来后才添加的。

沙盘场景创作完成后，我问他有关围栏的事情，他解释说："它是房产的边界，把你生活的地方与外界分隔开来。"他补充道："我可能需要一头奶牛。"于是放了一头在水槽旁饮水的公牛。奶牛肯定是一个与母亲相关的沙具，但他用了公牛来代替。这看起来像是另一种逆转或者混杂，他混淆了男性特质与女性特质，就像他把干和湿混杂在一起。或者也许他无意识地探察到了他母亲事无巨细的照顾的背后，有一个像公牛一样的阿尼姆斯。

最开始的时候，他在沙盘中放了一只巨大的蛋，但很快就拿走了。他说蛋对他很有吸引力，但它是属于山上的，而不属于沙滩上。

在他的第二幕沙盘场景（见图 22‐8）中，他把沙盘底部的沙子拨开，露出蓝色的底，就是水域了；再用双手将沙子推到沙盘中央，形成一座山峰。在这里，陆地和水明显区分开了。围绕着强有力的男性特质的山峰，正在进行一个趋向中心的过程。他说："也许它们都要爬上去挑战（山）顶上的这个家伙，而且这些家伙（贝壳、鱼等）并没有理他。这个家伙（指鳄鱼）停在半道上。要是大猩猩下到水边来，它可就要当心了。"山顶上的大猩猩看起来并不畏高，他的雄性动物的力量足以吓退下面的鳄鱼。而鳄鱼可能表征了消极母亲吞噬的一面。

在接下来的一次面谈中，吉姆告诉我，他在那一周、在他 51 岁的时候，第一次和别人发生了性关系。他欣喜若狂！他说："你是不是认为，这是上次我做的那个沙盘告诉我这么做的？"

吉姆接下来的沙盘场景以不同的形式描绘了这一新的活力的释放。在他的第三个沙盘中，他把沙子推到一旁，做了一条小河，于是即刻出现了动感——全新的流动。他放入了一只背驮青蛙宝宝的青蛙妈妈，还在沙盘的中心位置放了一只巨大、直立的蛋，之后又拿走了。除了青蛙和蛋，沙盘中还有许多其他新的、转化的迹象，包括蛇和飞翔的白鸽。沙盘中还有一些与父母在一起的小青蛙与小鹅，显示出对年轻人的依赖性的接纳。

吉姆在小河里放了一艘独木舟，他说独木舟里的那个人就是他自己。他补充说道:"我不知道我是要逆流而上还是顺流而下。"但他已经开始了一段旅程。

吉姆的下一幕沙盘场景与之前的场景形成了鲜明的对比,是一片干燥的陆地。但他用手指在沙里造了一条路,又是指代一段旅程。他还放了一个加油站,为他的旅行提供能量;加油站的"贝壳"招牌暗指女性特质。

有一个男人提着一篮花,花是情感的象征,这个男人是"加油站的管理员"。阳具状的守望塔守望并保护着这一旅程。这个沙盘中,在男性特质方面出现了更多的分化。男性不仅可以像他父亲一样运营公司,还可以承载情感、提供保护。

他在一座房子前面放置了一个围栏,有一只狗正在穿过围栏敞开着的门。他的初始沙盘中,围栏把他与生活的其余部分隔离开来;现在,围栏有了一道门,还有一只狗可以穿过大门,狗象征着他本能的情感,它可以穿过大门,把房子和外在世界联结起来。他最后放入沙盘的沙具是一个男孩和一个女孩,每个人手里都提着一只水桶。男性和女性可以在一起,都可以提供滋养。

最后快结束的时候,他又放入一个女人,她的手伸向沙盘上方一角。两个月后,他报告了一个梦:"我和一位女子(与他发生了性关系的女子)沿着葡萄架的边缘在走。我先跳了下来,然后又帮她跳了下来。她在帮我,我也在帮她。"他上大学时,曾在一位女性的怂恿下,来到悬崖边上,自那时起他患上了恐高症。如今在梦境中,他和女性特质一起努力,互相帮助从高处跳下。

他的第五幕沙盘场景中,又一次出现了房子、围栏和开着的门。一个男人(取代了小男孩)在工作,有一只猫陪着他。一个女人(取代了小女孩)站在院子里,旁边有一只狗。男性特质和女性特质都进一步成长,和谐共处。

吉姆试着在房顶上放一只猫头鹰,但它总是滑下来,于是他把它放在一棵树上。猫头鹰和大猩猩一样,似乎对处在高处毫不在意。吉姆将它描述成一只"充满智慧的老猫头鹰,洞察一切"。猫头鹰在这里似乎是自性象征的智慧老人类型,代表了男性特质的自性。看了整幕场景后,吉姆说:"它就像是一片绿洲,远离一切,宁静而又平和。"

在他最后一个沙盘(见图 29 - 1)中,吉姆清晰地区分了陆地与海洋。他在沙盘的右上方放了漂流木之后,又加上了枯叶,说:"这是已死亡的东西。"然后,他又放入一个黑色的和一个黄色的由橡胶制成的人偶，他认为这是一男一女。黑色的人偶是他的女友，黄色的人偶是他自己。他指出，这两人每个人都有一只脚在水中。说完之后，他立刻放入一枚蛋。于是，首先是死亡，接着是抽象的男性特质和女性特质汇聚在一起，然后是诞生。这一次，他把蛋横着放在那里，他说应该这样放。他做得对，蛋在大自然里就是横着的。在这最后的沙盘中，他把这枚蛋留下来了。

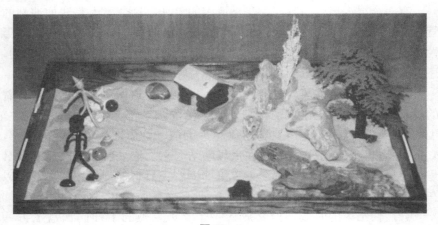

图 29 - 1

做完这次沙盘游戏后，吉姆很快就终止了分析。四年后，他打电话给我，想要再次来接受治疗。我们约见了两次，之后共同决定，他去找一位男性分析师继续治疗可能更有收获。我将他转介到了我的一位男性同行那里。几个月后，我从他们两人那里得知，他们已建立良好的关系。在我退休九年后，吉姆依然在见他的新分析师。

在我最后一次与吉姆的分析师联系时，对方告诉我吉姆已离开他父亲的公司，成了一名顾问。他大部分的恐惧症症状都已消除，只剩下害怕乘飞机。他仍在和同一位女友交往，但已经变成柏拉图式的关系。在沙盘游戏治疗中出现突破后，他们之间的性关系只维持了很短的时间。

在他的成年生活中，吉姆需要持续接受治疗，这暗示存在着一种深层的病症。尽管如此，他的分析师告诉我，吉姆经常提到和我一起时的沙盘游戏体验，对此评价很高。尽管沙盘游戏治疗没有完全治愈他，但的确帮助他体验到了男性特质发展的突破。

第三十章　艾达：通过沙盘游戏走向自性化

关于沙盘游戏，我们有时候会问这样的问题：它只能反映一个人在自性化的过程中已经到达的地方，还是它实际上能启动自性化的过程？我认为，沙盘游戏既能反映又能影响。创造性的过程总是具有治疗效果的，而创造性的作品也能描绘出一个人的发展阶段。

为了说明自性化的过程在沙盘游戏中是如何发生的，下面我将展示一位 40 岁的女性创作的一系列的沙盘，我将她称作艾达。

艾达是那种想要通过心智来进行理解的人。她是一个聪明、内倾、直觉型的人，她的情感功能很自然优于思维功能。但她长期以来在理性的支配下生活，以至于她一直认为男性特质的逻辑要优于女性特质的爱洛斯。她不得不用理智来"维持现状"。

艾达在我这里接受治疗近两年后，才开始做沙盘游戏。在随后的两年中，艾达跟我进行了 90 次面谈，共创作了 71 幕沙盘场景。比较有特点的是，在前 44 次沙盘游戏中，她先花一半的时间创作一幕沙盘场景，在接下来的一半的时间里，我们一起讨论它。但第 45 个沙盘是她的治疗历程的转折点，自那以后，我们几乎不再谈及她后续的 26 个沙盘。正是这后续的 26 个沙盘的场景序列，展示了极其细微的变化，展示了她自性化的实际过程。

艾达的初始沙盘（见图 30－1）描绘了她的主要冲突并预想了一种可能的解决方法。沙盘左上角的动物（大象、奶牛、母马和马驹）大部分是雌性的，表征了她本能的或天性中女性特质的一面。左下方有一位举手站立的警察以及骑摩托车的警察，表征着父权的权威。艾达评论道："律条阻止了成长；我喜欢本能的东西。"

艾达认为，沙盘中心偏右的那个正在跳水的女孩代表了她自己，并指出她打算穿过沙堆中的隧道去往右下方。马背上的女人和骑车的男人也都是面朝着隧道，男性特质与女性特质在旅途上陪伴着她。艾达似乎正在转身背对着沙盘左方由动物和警察所表征的冲突，并且准备好转向

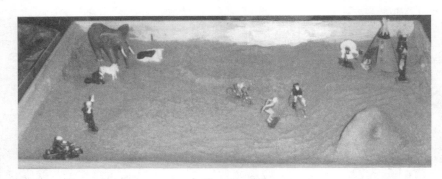

图 30 - 1

另一个方向，采取一条不同的路线。

艾达没有提及右上角的美洲印第安人：帐篷、酋长、带着孩子的印第安女人和一个图腾柱。然而，她还是朝着右侧前行。事后回想时，我认识到，既尊重权威又尊重本能——这种双重尊重已深深铭刻在美洲原住民文化当中。沙盘的右上方描绘了一种可能的解决方法——一种对立面的整合，能够化解这些冲突。她对印第安部落只字未提，可能暗示着她在意识层面还不曾了解这种解决方法的可能性。

之后的 11 个月里，艾达的 28 幕沙盘场景都是在描述她在意识层面的斗争和挣扎，她想要把自己从父权制权威的束缚中解脱出来，这种父权制的权威源自她对父亲、丈夫和上司的理想化。例如，在几个沙盘中，她有意地刻画了与她丈夫有关的其他感受，既有充满敌意的一面，也有脆弱的一面。

艾达还把自己所学的荣格心理学知识转化成沙盘场景。这个时期，在她的工作中，她不会随意摆放沙具。她在沙盘中摆放的所有沙具都构成了一个统一的整体，通常是几何形状的。而且，每完成一幕沙盘场景，艾达一般都会主动描述正在发生什么，每个场景意味着什么。

例如，在这一时期的一个沙盘中，她把沙子堆成四个依次增高的平台。她说，右边最低的平台是集体无意识，紧挨着的是她的个人无意识，接下来的是外在的日常生活；左边最高的平台上摆满了神父、国王和印第安酋长，代表着灵性的水平。她最后放入沙盘的是一块石头，放在靠近沙盘中心的位置，她说那是她自己。

在另一次面谈中，她很意识化地创作一幕沙盘场景，表征她当时对四种心理功能的理解。在沙盘上部的中央，她把几个沙具摆在一起，形成一个小群体，其中包括一个准备跳水的女孩，来表征"感觉"。在沙

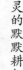

盘下部与这些沙具处于同一纵轴方向的位置，她放了一群人偶，如会使用魔法的女巫，来表征"直觉"。在沙盘的左侧，她用几个意象来刻画"情感"，其中包括一个冲动的小孩；在右侧，她采用了几个沙具来描述"思维"，其中有一位男教师。她说，位于沙盘中心位置的人物，这一次是一个来自东方的女孩，统合了她内在所有这些心理功能。

在这段时间的现实生活中，艾达在尝试着应对一段不幸福的婚姻、她父亲和母亲的严重疾病，以及她对于上述三者的愧疚感。她的焦虑水平有点波动，一旦她出现妇科症状需要医治时，她的焦虑水平就会上升。以前，她在接受扩张刮宫手术之后发作过精神病。在我开始给艾达做分析时，她的妇科医生正试图推迟她接下来的妇科手术。妇科医生希望艾达的焦虑能有所缓解，内在的资源能够得到增强，足以接受将来的妇科治疗，同时不会觉得自己的女性特质被剥夺。

艾达在治疗中很用心，她在家里用陶土做了一个只剩下躯干的人，把它用在沙盘里来代表她自己；她带来了她的梦、她的画、写的诗以及日记；她参加了心理学与写作的函授课程，这样她可以写自己的故事；她还参加了雕刻班。每项创造性的活动都体现出她与生俱来的天分。她在写作课程上写的散文和故事大受称赞，她的第一批雕刻作品中有一件还获了奖。她迫切地想要了解心理学，如饥似渴地阅读，试着用学得的知识把自己从生活的混乱之网中解脱出来。在许多次面谈中，她用大量的问题来轰炸我，既有普遍的也有个人的问题——关于理想与现实、男性特质与女性特质、性与宗教——她试图梳理所有这些领域的知识。

尽管艾达在工作中非常投入，她的沙盘场景仍映照出不断增多的困扰。在一幕场景（见图30-2）中，艾达在沙子里描绘了她对杀人和自杀的幻想：她把丈夫和自己都埋起来了。两次面谈之后，她来的时候焦虑程度更严重了，表达了她的痛苦，因为"做了这样的事情"，并且急忙想把被埋掉的人偶挖出来。这个之前做的沙盘场景已经被拆掉，于是她首先把代表丈夫和她自己的人偶埋到沙子里，之后才把他们挖出来，让他们重获生命。沙盘的右侧中心处两个人偶身后的影子，是艾达把两个人偶从沙里挖出来之后留下的压痕。她可以把这些幻想在沙盘中描绘出来，这种体验是真切的，可以看到，也可以触摸到，好过在脑海中设想画面或者用文字来描述，同时还避免了在现实生活中付诸行动的风险。

艾达还向我报告说，她的妇科医生建议她在不久的将来最好能进行下一步的手术。在接下来的这次面谈中，艾达在沙盘中摆了两个人，代

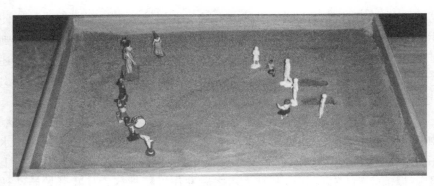

图 30 - 2

表她和我单独在一起的情形。在那以后不久，她第二次发作精神病，但治疗起了一定的作用。这次精神病发作通过药物和频次更多的面谈治疗得到了控制，不需要住院治疗。

后续的沙盘中，艾达第一次使用了国王和王后的沙具。在连续三次的沙盘游戏中，她都把他们放在沙盘中心的位置。现在回想起来，我觉得她通过重复地表征皇家的结合，尝试着重获稳定和控制感。她几近绝望地努力把握一些东西，尽力想办法让自己远离精神病的困扰。

于是，有一天，艾达来了之后，只在沙盘中摆了一个沙具，是一个孤零零的人，站在沙盘中央，代表她自己（见图 30 - 3）。这看起来并不是感觉被抛弃或者是放弃的姿态，而是体现了一种力量。她有力量去直面孤独。在她之前的沙盘场景中，我和她一起出现在沙盘里。但这一次，她完全是一个人。这第 44 次沙盘游戏成为她的沙盘游戏工作以及患病的历程当中的一个转折点。接下来的一次面谈当中，她来了之后告诉我，她感觉好一些了；她确实是状态好一些了，精神病发作也消失了。

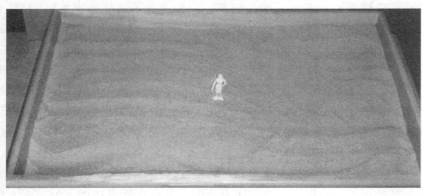

图 30 - 3

把她独自一人直面孤独之前的沙盘与之后的沙盘进行对比，其中的差别再怎么强调也不过分。她放弃了心智化的立场，不再试图让一切都有理性的意义。她让心灵来主宰一切，由此激活了内在的趋向核心的过程。

艾达在接下来的一个沙盘（见图 30 - 4）中，第一次做了一个位于中心位置的池塘；之后，她做了许多个类似的位于中心位置的池塘。一条溪流自沙盘左下角流入池塘。两个美洲印第安人在池塘中划独木舟。在她初始沙盘中出现过的树、帐篷和带着孩子的印第安女人，这次出现在左上方。在创作独自一人直面孤独的沙盘场景之前，艾达通常的做法是完成沙盘场景创作后主动讲解。与之形成鲜明对比的是，那次完成沙盘场景创作之后，她不再主动对沙盘进行评论，而我也不询问。

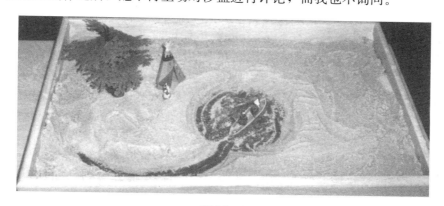

图 30 - 4

有时候，沙盘的左侧和底部代表无意识，右侧与上部代表意识。当然，这不是一成不变的，只是某些时候可作为一种指导意见，在这个沙盘中，可能的确如此。因此，来自左下角的水可能代表着来自无意识的能量，它进入一个内在中心的位置。

在艾达的初始沙盘中，有一个区域暗示了其问题的解决方法，那个区域里的人是印第安人；在这幕沙盘场景中，迎接她的自性化过程的新阶段的，也是印第安人。初始沙盘和这个沙盘之间的 45 个沙盘中都没有出现印第安人。因此，在初始沙盘和 15 个月之后所做的这个沙盘之间，似乎存在一种联系。

接下来的沙盘场景与这幕沙盘场景极为相似，又出现了划独木舟的印第安人，位于自左下方流至中心池塘的溪流之中，但也有一些小小的、意义重大的变动。这一次，艾达放入了一块漂流木，它看起来像一块巨大的岩石。同一块漂流木出现在之后的 20 个沙盘当中。回顾沙盘场景的时候，我认为这为她提供了一种稳定感。

接下来的沙盘场景中只出现了动物，第一次没有出现人。这表征了卡尔夫所说的"动物—植物"期，或自我发展的最早阶段（卡尔夫，1980：32）。这一明显的向更早期发展阶段的退行，与艾达不再过分理智地看待事物相一致。她能让一切顺其自然地发生，不会在意识层面去干预。

在后续的沙盘场景中，艾达又开始使用人类的沙具。除了熟悉的划独木舟的印第安人外，她再次使用了跳水的女孩的沙具。跳水的女孩在艾达的初始沙盘场景中出现过，此后便极少出现；现在，她会在艾达后面大部分的沙盘中持续出现。艾达还用了一个趴着的女孩的沙具，女孩旁边坐着一个男孩，这两个沙具在后面的 20 幕沙盘场景中重复出现。她通常把他们放在漂流木"巨石"上。他们可能表征了她年轻的女性特质和男性特质部分，正在一个稳固安全的地方观察着。有一次，她说："他们似乎在看一个神话。"男性特质和女性特质成对出现，在她的初始沙盘场景中也呈现过。她后来的这个沙盘与初始沙盘之间又有了联系。这似乎表明艾达，或由跳水女孩表征的她的某一部分已通过隧道，进入到了另一片天地。

在这些沙盘场景中，艾达第一次使用了桥。桥架在一条水渠上，而水渠又与两片水域联结起来，因此在大片水域、大片陆地之间都有联结。像桥和水渠这样的联结物，表征了一个人内在各部分之间的会合。也许对艾达来说，陆地之间的桥更多地使她的意识部分聚集起来，而水域间的水渠则更多地使无意识部分会合。

接下来的沙盘场景中，中心位置是一个巨大的沙堆，而不再是池塘。沙堆被水环绕，实际上是一个岛屿，就像是从无意识中升起的自性的象征。一艘东方的轮船代替了印第安人的独木舟。图 30 - 2 中，艾达从沙子中挖出来的那对夫妇也出现在这幕沙盘场景里，或许这里指的是已婚的她自己，与由跳水的女孩表征的更加独立的她自己形成了鲜明的对比。

在这幕沙盘场景中，她还放了几棵树。在她独自一人直面孤独的沙盘场景之后的 25 幕沙盘场景当中，每一幕都有一棵或多棵树出现，这是植物的成长、生命的象征。这又与早期的沙盘场景有明显区别——之前的沙盘场景中她极少使用树木的沙具。事实上，在早期那些心智占主导的沙盘场景中，她很少使用任何具有象征意义的意象。即使有时她使

沙盘游戏：心灵的默默耕耘

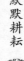

用了象征性的沙具，也是她经过深思熟虑后有意识地去使用的。

在下一幕沙盘场景中，艾达又在沙盘中心位置做了一个池塘。除了最后三个沙盘之外，她后续所有的沙盘都以池塘为中心。艾达注意到那艘东方的轮船有点破损后，还从家里带来一些胶水来修补它。修补轮船的举动似乎与她修复自己的心灵相呼应。或者这有可能标志着她需要为她的旅程修复交通工具。几次面谈之后，她自己开车来到我的办公室，这是数月以来她第一次独自前来治疗。

她此后的一系列沙盘中出现了非常重要的新元素——宝藏。其中的第一个沙盘里，艾达在位于沙盘左侧中心位置的石头和一棵树的旁边，放了许多块绿松石和三颗小小的彩色玻璃球。她说绿松石是宝藏，位于沙盘右侧的跳水女孩打算去取宝藏。在接下来的沙盘场景中，绿松石和彩色玻璃球放在跳水的女孩的四周，这一次女孩位于沙盘的左侧。

在接下来的沙盘（见图 30-5）中，宝藏又一次回到了跳水的女孩身旁。又出现了一个新沙具——在池塘的中央出现了一艘红色的救生筏。为她的旅程准备的水上交通工具，由印第安人的独木舟变成东方的轮船，这次又变成了红色救生筏。救生筏具有双重的象征价值：它可以让她漂浮在水面之上，这样她就可以避免迷失在无意识当中的风险，像那个跳水的女孩一样。然而，她在救生筏中，离水面非常近，几乎可以说是水的一部分，不像她在轮船上那样：被围起来，远离水面。救生筏的红色既表征了她比之前更为强烈的情感功能，又能帮助她把握这一功能。

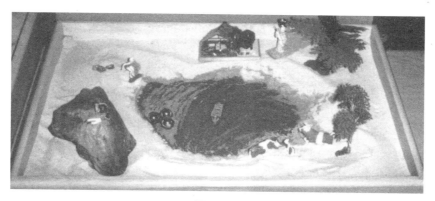

图 30-5

在沙盘的右侧，有一头奶牛、一头公牛和一只小牛犊站在一起，靠近一棵树。这是她第一次在沙盘中展示一个完整的动物家庭，包括父母和孩子，再一次体现了更为安全的情感功能。

在紧随其后的下一幕沙盘场景中，动物母子由奶牛、小牛犊换成了母马和小马。或许这表征了抚养后代的形式的转变：由怡然自得的奶牛母子变成了精神抖擞的骏马母子。那对夫妇第一次被分隔开来，女子和新娘、挤奶女工及女巫一起位于沙盘的右上方，男子则与骑马的武士一起位于沙盘的右下方。在情感功能稳定以后，女性特质变得更富于变化，一个强大的阿尼姆斯得以出现。

在下一幕沙盘场景中，一个日本艺伎出现在沙盘的右侧，艾达称之为"女性特质之谜"。这个日本艺伎一直出现在沙盘的右侧，开始在底部，然后上移至右侧中心位置，再移到上部，直到出现在最后一幕沙盘场景当中。红色救生筏此时停靠在岸边，它已经完成任务，后来再也没有见到过。艾达第一次使用了贝壳，贝壳通常是女性原则的象征；同时还摆了一口井，井能够接触无意识并提供滋养。一辆小汽车停在一座小木屋的前面，又一次暗示了男性特质与女性特质并存。

接下来的几幕沙盘场景几乎是这一幕沙盘场景的翻版。在完成了当中的一幕沙盘场景创作后，艾达做了一番评述，她这个阶段极少发表评述："左边的看起来是内在的、真实的和稳定的。右边，或者外在的，正在改变。"她似乎是从自己的沙盘中观察到了这个倾向，而不是在意识层面努力去做成这个样子。有一些重要的事情正在发生，无需她意识化的判断与决定。她只需顺其自然。

在其中的一个沙盘中，艾达在池塘旁凸出的石头上，放了一只狗和一只猫。沙盘中家养动物的出现反映了她自己本能的和情感的部分的进一步参与。在随后的四幕沙盘场景中，同样的动物持续出现。

在下一个沙盘（见图30-6）中，艾达做了一条小溪，小溪从池塘流出，流向位于沙盘右侧的夫妇。她在小溪中放了划独木舟的印第安人，他们从池塘出发；他们在之前的沙盘中曾到过池塘里面（见图30-4）。在下一次面谈中，艾达说她不喜欢上次做的那个小溪的水流向右侧的沙盘。看起来她似乎有点担心，她可能过早地让某些事物离开神圣的内在空间，进入了外部的现实。但她能够做出向外流的小溪这个事实，表明她应对外界的能力正在发展。

在接下来的沙盘场景（见图30-7）中，池塘又出现在沙盘的中心位置，还加上了绵羊和小羊羔，它们朝着池塘的方向走去，这是在生命本能过早丧失后的补充。她在沙盘的左侧放了一位骑马的武士。武士最初出现在早期的沙盘场景中时，位于沙盘的右侧，而右侧有时被认为是

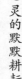

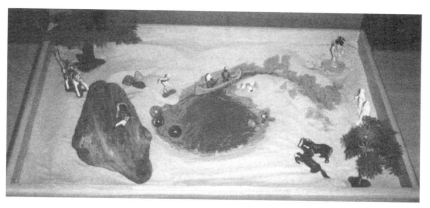

图 30 - 6

沙盘中更为意识化的一面。也许她之前曾把自己的阿尼姆斯投射到外部世界，现在把它移到了左侧，移到也许更为无意识的一面，说明她开始把阿尼姆斯向内投射到自己的内在。或许她已不再那么依赖生命中处于外部世界的男人了。

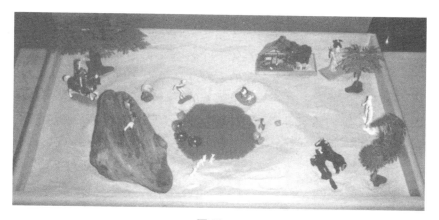

图 30 - 7

　　此时，艾达的妇科医生建议她做另一次扩张刮宫术，以避免子宫切除。现在，艾达能够安稳地进行这种手术了，尽管五年前这种手术曾引起她精神病发作。手术后当晚，我去医院看她时，她没有表现出任何不良反应。

　　艾达下一次来访时，所做的沙盘（见图 30 - 8）与她手术前五天所做的（见图 30 - 7）极为相似。但在这幕手术后所做的沙盘场景中，新增了重要的元素：她的三个孩子同她和她丈夫一起。手术后，她可能体验到了生育器官所面临的威胁，于是把自己亲生的孩子带到了沙盘场景中，展示出她对自己身为女性的欣赏。

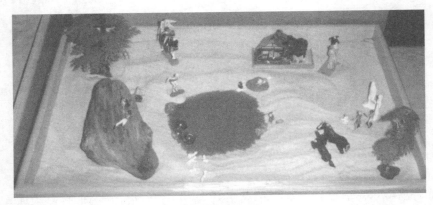

图 30 - 8

位于中心的池塘起着稳定她的内在存在的作用。自手术后创作这首个沙盘之后，她没有再在沙盘中造过池塘。手术没有给她造成任何不利的影响。她已经发展出安全稳定的内在女性特质。

随后的两幕沙盘场景几乎完全相同。两个沙盘中，位于中心位置的都是一座大山，不再是池塘。在第一个沙盘（见图 30 - 9）中，山顶放有一颗宝石，山下站着一个全新的人物，她代表艾达，那个跳水的女孩不再出现。大山的左上方有一个半蹲着的手持铲子的女孩，旁边有两个工人。艾达、她的丈夫和孩子们再次出场，他们在沙盘右侧的树丛后面。左下方的山脚下有一个男孩坐在那里，还有一个女孩躺在那里。

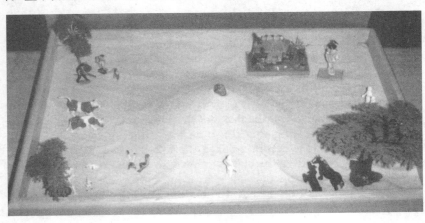

图 30 - 9

沙盘游戏：心灵的默默耕耘

第二个沙盘是这幕场景的第二个版本（见图 30－10），左边的山脚下有两块绿松石被挖出来了，一块在手持铲子的女孩旁边，另一块在男孩和女孩的旁边。她内在年轻的、正在发展的部分能保证珍宝伸手可及，没有必要攀登大山去寻找。

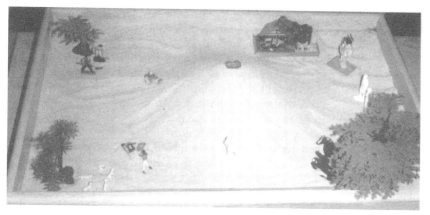

图 30－10

这两个沙盘如此相似，说明一幕沙盘场景已经深深地"印刻"在沙盘游戏者的无意识当中了。这种相似之处如此接近，不像是意识层面的记忆使然。在凯西的两幕基督诞生场景（见图 28－4 和图 28－5）以及山姆的两幕间隔十年的沙盘场景（见图 22－1 和图 22－2）中也出现过类似的印刻。艾达营造的许多神圣池塘的沙盘场景也在展示同样的现象。艾达手术前后做的两个沙盘（见图 30－7 和图 30－8），几乎完全一样，只是在手术后的沙盘中增加了她的三个孩子。两个中心位置有大山的沙盘也如此相似，唯一的显著变化就是在山脚下增添了珍宝。我认为这一现象是一种显著的指标，证明沙盘游戏有能力触及无意识，并能持续保持与无意识之间的关系。

在艾达的结束沙盘（见图 30－11）中，她几乎使用了前 70 幕沙盘场景中出现过的所有人物。沙盘顶部中心位置的人体躯干，是她在家里做的，用来代表她自己，与其相对的是一个女巫。沿着顶部的这个人体躯干顺时针排列的沙具依次是：修女、跳水的女孩、警察、骑自行车的男孩、三个日本女性、艺伎、穿盔甲的武士、女巫、鲁滨逊·克鲁索、印第安酋长、带着孩子的印第安女人、牧师、年轻女孩、挤奶女工、蹲着的女孩、趴着的女孩、坐着的男孩、女孩、女人、男人，最后是躯干。似乎她把自己内在的所有部分，包括男性特质的和女性特质的，以及她外部环境中的重要他人，汇聚在一起构成了一个整体。在沙盘的三个角上都有成对出现的动物；第四个角即左上角的树下有小羊羔一家。沙盘的最后形状是内圆外方，仿佛一个曼荼罗——一种整体感的象征。艾达的沙盘游戏之旅终于到达了终点。

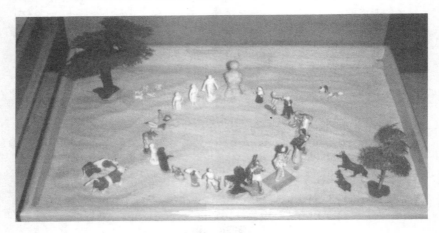

图 30 - 11

沙盘游戏：心灵的默默耕耘

　　艾达即将面临情绪与身体耐力方面更为严峻的考验。做完这个结束沙盘一个月后，艾达开始大出血，必须在午夜紧急进行子宫切除手术。第二天早上，我去看她，她抬头望着我说："我还好。"

　　两天之后，我又一次去医院看望她。然后有五周的时间我们没有见面。我准备休假，于是安排艾达在我不在时接受另一位治疗师的治疗。艾达在我回来后的第一次面谈中，花了大部分时间来告诉我她过得很好。事实上，她成功地经受住了子宫切除手术的考验，也能坦然面对手术后立刻与我分离很长一段时间，这已经证明，艾达新的情感力量已经相当稳定。

　　此后，艾达又持续接受几个月的分析，以巩固其收获。在其中几次面谈里，我们回顾了她的沙盘场景的图片，把两种水平的治疗——言语的和非言语的——结合了起来。接受了历时五年的治疗之后，她完成了与我的工作。

　　在艾达停止治疗之后，我又和她联系过几次，她不仅巩固了她的收获，还取得了进一步的成就。在结束了一段双方都不满意的婚姻之后，她在另一个州安了家，参加了一门专业进修的课程，能够让她获得一份薪水较高的工作。她与三个孩子都保持着亲密的关系。最后一次我收到她的来信，得知她完成了自己的自传，换了工作，并获得了更高的学位。

在那幕她独自一人直面孤独的沙盘场景完成创作之后的 26 次面谈中，究竟发生了什么呢？我认为，那些沙盘证明，沙盘场景不只是描绘了正在出现的发展阶段，沙盘游戏本身就是一种治疗的形式。推动沙子、加水的举动，重复构造相似的背景，增加相似的人物，更经常地使用女性特质的象征，更经常地改变重要人物的位置，"挖掘"出被谋害的人物，"后悔"做出流向外部的水渠，所有这些在沙中的体验，都为艾达治愈的过程做出了贡献。她创作了如此之多的极为相似的沙盘场景，似乎她无意识的心灵中正在进行一场神秘的印刻。

在这第二个沙盘场景系列的创作过程中，沙盘场景创作完成后我们的言语交谈的话题并不是艾达刚刚做的沙盘，我们也很少谈论她的梦。我们讨论的是：日常生活中如何应对外部事物；她的丈夫；孩子们的活动；看望她患病的双亲；与姐妹之间的误解；料理家务的苦闷；性幻想与现实；宗教以及她对我的情感。我们经常讨论她当时正在读的书，有时也讨论她正在写的东西。我们之间的关系，起初是在为她的自我提供支持，之后则是增强其自我。在沙盘中发生的是不同水平的分析工作。沙盘游戏与心理分析两者共同发挥作用，不需要通过直接的言语来联结两者。

艾达的沙盘游戏过程有两个系列的沙盘，其一是艾达主动给出评论的前 44 个沙盘，其二是后面 27 个艾达从不加以评论的沙盘。对于这两个系列的沙盘，多拉·卡尔夫给我写了一封信，谈及了她的想法：

> 我认为非常有趣的是，前 44 幅沙盘图片并没有像后面的沙盘一样，展示出沙盘游戏的发展过程，尽管在后面的沙盘中几乎没有做任何的解释。这证实了我所说的：默默地理解，汇聚起共时性的时刻，以推动下一步的发展。然而，由于这位病人首先接受的是言语分析，她很有可能把解释过的"沙盘场景"体验为介于言语与非言语分析之间的中间状态。

在艾达的进展中，位于沙盘中心的池塘的象征方面的价值最为重要。在整个沙盘系列中，池塘发挥着子宫的效用，不仅表征她自己身体层面的子宫，还表征她内在心灵的核心、分析的抱持性的容器，以及触及无意识之处。池塘与性有关的暗示可能也重要：首次出现池塘时，有河渠的流水进入池塘，可能暗示了受孕；后来出现的池塘中，有河渠的流水流出池塘，可能表征着一次诞生，但艾达的体验是时机并未成熟。

位于沙盘中心的池塘对艾达而言，首先是一个内在深层的核心、神圣之地，她的自性的孵化得以发生。关于她早期的系列沙盘场景，艾达洋洋洒洒地大肆讲解；与此形成鲜明对比的是，关于池塘，她默默无言，而是把宝石放入池塘或布置在池塘的周围。就像我在赫斯提型与雅典娜型女性研究中的大部分女性一样，艾达需要从过于寻求外在认可的状态中回归，与自己内在的自性发生联结；当她获得了来自内在的认可之后，她最终可以再一次前行。我认为艾达后期的 26 个沙盘证实了这一过程，或者说它们本身就是这一过程。

艾达接受扩张刮宫术后所做的沙盘（见图 30 - 8）与手术前所做的沙盘（见图 30 - 7）几乎完全一样。沙盘的这种连续性说明她已经在内在发现了连续性与安全，而不必在意外界发生了什么。

此后，艾达不再在沙盘中创建池塘的场景，而是创建与池塘相对立的形状：高山。于是，同时历经跳入水中和爬上高耸入云的高山之后，艾达已准备好做她的结束沙盘了（见图 30 - 11）。在这个结束沙盘中，一切都停留在大地的表面，圆形位于中心位置，外面是沙盘的方框，这种内圆外方是她所达到的整体感的象征。艾达已有能力在外在的世界中找到自己的位置，同时也不会损害她追寻到的内在神圣之地。

沙盘游戏：心灵的默默耕耘

附录：艾达的来信

亲爱的布莱德温博士：

本周五我收到了您的手稿，我已读了好几遍。我很想即刻给您写信，让您知道我有多喜欢它。我还给自己复印了一份，希望您不介意。

您所写的都是实情，我非常赞同。有几个地方我们从未讨论过，现在我明白了。一个地方就是您提到了精神病发作。从来没有人用清晰的言语告诉过我，我想他们没有这样做也是对的。我对此不知情，这对我来说应该更好。但现在我愿意知情，因为它解释了那些时候我的不理智。一言以蔽之，这样挺好的。现在看起来简单多了。

您对我的沙盘世界所做的研究，令我非常高兴，也深感荣幸。我从中学到了很多——您如何看待整体的沙盘图片，以及各种沙具和创造的场景的象征意义，都令我获益。

您的文章的主旨是：沙盘游戏是一种治疗方法。我同意您的观点，我觉得它毫无疑问为治愈过程做出了贡献。它把内在世界栩栩如生地呈现出来，随时可供观察、评论，实现自我认知和最终的改变。在我做第 45 个沙盘——那个我独自一人直面孤独的沙盘的时候，我充分地觉察到了这一事实，我已无处可去。所有的沙盘场景都在重复相同的东西，我知道这并不是我想要的。于是，我不再尝试。我努力了太久，我身心俱疲。而且我无处可去。我真的觉得，直到有机会看到我在周复一周地重复着相同的模式，我才认识到了自己的徒劳。我并没有觉察到我的思维过于理性，但我觉察到了它的徒劳。沙盘让我看到，我呈现的只是一套又一套的理论。在相当短的时间内，我就明白了这一点。我不能想象，若没有沙盘游戏治疗的帮助，我能否得出同样的结论。

第三十一章 伊尔萨：五个沙盘之中的旅程

　　两种情形有时候会使沙盘游戏的工作复杂化，从而导致对沙盘游戏的过程产生不确定的影响。第一种情形是一名来访者有两位治疗师。这种情形产生的原因通常是，病人继续在一位治疗师那里接受言语治疗，同时在另一位治疗师那里接受沙盘游戏的治疗。这种双重治疗对病人以及每一位治疗师来说，会产生什么问题呢？如果有优势的话，会有哪些优势？

　　第二种情形是，能够安排的用于沙盘游戏治疗的面谈次数有着明确的限制。如果面谈的次数是限定的，对治疗过程有害吗？如果只能安排几次面谈，什么是可能的，又会发生什么呢？

　　伊尔萨是我最早的一批接受沙盘游戏治疗的病人之一，同时又符合上述两种情形。她由我的一位荣格学派的分析师同行转介而来，这位分析师自己不做沙盘工作，而伊尔萨自己提出要求，希望有另一种水平的补充的治疗过程。我与这位分析师同行简短地交谈，她告诉我，她们前几个月的分析时间主要用于解决一些日常的问题，导致无意识层面的工作非常有限。分析师希望沙盘游戏这种非言语的方法有助于突破表面的工作，进入深层。我们一致同意：伊尔萨继续她常规的分析；在伊尔萨和我进行沙盘游戏治疗期间，我和她的分析师不互相沟通相关信息；在她的沙盘游戏完成之前，她和她的分析师不讨论她的沙盘游戏过程；沙盘游戏过程完成 6 个月后，我们三个人一起会面，共同回顾伊尔萨所创作的沙盘场景的幻灯片。

　　伊尔萨和我一开始就知道，我们一起面谈的次数是有限的。这次的面谈次数限定在 5 次。我之前就已经发现，如果来访者的动机强烈，就像伊尔萨一样，心灵会尽力"抓住时机"，充分利用有限的时间。几年前，伊尔萨在另一位治疗师那里做过几次沙盘，并且对此感觉很好。她对她现任的分析师很有信心，但依然觉得在生活中被困住了，停滞不前，想要尝试一下沙盘游戏，看看能否帮到她。

伊尔萨和我花了一次面谈的时间来互相熟悉，并计划安排我们沙盘游戏的面谈时间。我认为，要启动沙盘游戏的治疗过程，必须先建立起和谐的共同移情，可能需要不止一次面谈的时间，这样来访者才能完全信任"自由和受保护的空间"的安全性，这一点对于沙盘游戏治疗的成功与否至关重要。也许因为我和伊尔萨都与那位转介她的分析师有着温暖而信任的联结，我们之间的友善关系很快建立起来。

第二次面谈时，简单交流几句之后，伊尔萨创作了她的初始沙盘场景（见图31-1）。她往湿沙盘里加水，她在整个沙盘游戏中只用了湿沙盘。然后，她在沙盘的右侧从上至下造了一条小溪，在沙盘前方的中心位置用一堆沙把小溪阻隔起来。小溪的中断让她感到伤心。她说："它流不动了。"几个月之后，我们和她的分析师一起回顾时，我们三个人都认识到，这条小溪的突然消失与她当时体验到自己生命能量的消失相对应。

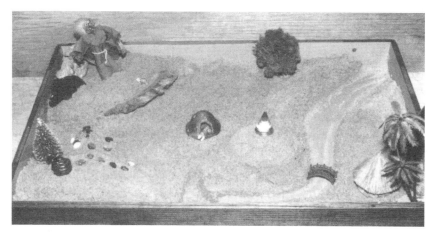

图 31-1

有一个沙具，是一个有着白色的头发、头部是骷髅、伸着长爪、身体像穿着袈裟的和尚的人，主宰着整个沙盘。伊尔萨说他看起来具有很强的威胁性。在我看来，我认为这是她看待感情冷酷的继父的意象。然而，像我往常的做法一样，当时我并没有把我的想法告诉她。我们后来一起回顾完成的沙盘游戏过程时，她认为那个极具威胁性的"和尚"不仅仅代表了她的继父，可能还代表了她跟她的女性合作者之间有时候非常动荡的关系，或者甚至代表了她受到挫败的灵性层面的感受。

在那个极具威胁性的"和尚"身后，伊尔萨放了一块黑曜石，又放了另一块同样大小的灰白相间的汞合金质地的石头。后来，她说，她认为黑曜石是她的本命石；作为白羊座的人，她被火山熊熊燃烧的火焰深深吸引。她说，这也许象征着在与这个极具威胁性的"和尚"做斗争时，她不能太被动，需要更积极一些。

她在沙盘的右下角，即与极具威胁性的"和尚"呈对角的位置，摆了一座非洲的小茅屋和一些棕榈树。这个角落对她而言，是一个静谧、安详而神圣的地方，它有一种温暖的、母性的、抱持的特质。然后，她又在同一对角线的位置放了一座桥，试图联结或是超越由这两个角所表征的对立。

接下来，伊尔萨在沙盘几乎最接近中心的位置放了一座陶土做的炉子，又添上一头美洲豹，正从炉中跑出来。她认为炉子是"真的"且"充满生机"，而美洲豹"没有威胁性"。美洲豹表征的是动物的能量，正从属于女性特质的容器中跑出来，是表现出女性特质具有攻击性的一面。

伊尔萨在沙盘上方的中心位置，放上了一棵秋天的树。她把它视为某种事物的离去，为另外的事物腾出空间。之后，她被一颗金字塔形状的水晶吸引，她把它举起来，放在沙堆上。她说："它几乎像是一座瞭望塔，不是来提供保护，而是来感知。"她把金字塔的形状与直觉的治愈作用联系起来。也许，她很早就预见了自性的显现。

有一个沙具是一颗被有翅膀的蛇缠绕的宇宙之卵，伊尔萨尝试把它放在不同的位置，最后把它放在了沙盘的左下角。后来，当我们回顾她的沙盘幻灯片时，我告诉了她宇宙之卵的神话。欧律诺墨（Euronome）乃繁衍之神，她把大海与天空分离开来，在海浪上起舞，直到有一天巨蛇俄菲翁（Ophion）强暴了她。后来，她以鸽子的外形，产下了宇宙之卵。俄菲翁——这条巨大的毒蛇——在卵上缠绕了七次，把它劈开。整个世界从破碎的卵中诞生了。

伊尔萨使用了这一宇宙之卵或世界之卵的沙具，我认为她是在尝试触及无意识的更深水平。她还放入了一棵银色的树，她说这棵树像水银，水银是一种来自地下的元素，令我更加觉得她正在尝试探索表层以下的内容。她还在沙盘中放入许多彩色玻璃球，她称之为"珠宝"，那是在无意识中发现的宝藏。

伊尔萨最后放入的沙具是一只小熊仔。它站在极具威胁性的"和尚"的面前，但它的头却转向相反的一角，看着那等待着它的充满母性的或神圣的非洲小茅屋。后来，我们回顾这幕场景时，觉得似乎这个沙盘中之前所出现的一切都是为了这一直面威胁而准备的。连续不断地解读了极具威胁性的"和尚"、神圣的茅屋、攻击性强的美洲豹、水晶塔以及宇宙之卵之后，所有这一切都导向了这一刻——小熊仔能够挑战这个主宰一切的、危险的男人。

在伊尔萨的第二幕沙盘场景（见图31-2）中，左侧发生了两种转化：小熊仔变成了在池塘边饮水的小鹿；极具威胁性的"和尚"则被地藏（Jizo）菩萨取代，地藏菩萨是日本传说中保护儿童的神。她的本命石——黑曜石仍旧放在沙盘的左上角，与其呈对角的角落里现在放的是被长翅膀的蛇缠绕的宇宙之卵。这里，可能代表着把天空（翅膀）、大地（蛇）和水（在海浪上起舞的女神）结合在一起。黑曜石带来了火的元素，由此，所有这四种元素都在对角线上呈现出来。

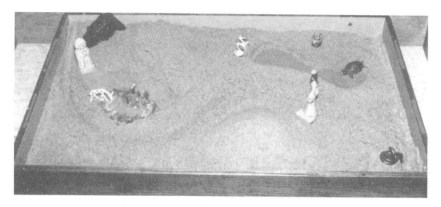

图 31 - 2

沙盘右上方的水池让伊尔萨想起了无限的标志：∞。她围绕着水池放了一些沙具：一只海龟——另一个长寿或相对无限的象征；两只自我牺牲的鹈鹕（在神话故事里，鹈鹕妈妈啄破自己的胸脯，用自己的血来喂养孩子），以及一位中美洲的神。

伊尔萨描述位于沙盘中心偏右处的俄罗斯女子是"强壮"的，正在"沉思"。她似乎在环绕着一座小山走。小山的下面有一块黑白相间的石头，通常被认为是整合的象征。由于石头被埋在这里，所以整合是潜在的，还没有实现。

但是，在这个沙盘中已经出现了相当多的变化。场景中最重要的沙具都与灵性或神性有关：地藏菩萨这位提供保护的男神取代了极具威胁性的"和尚"；饮水止渴的小鹿取代了虽然很勇敢但孤立无援的小熊仔；中美洲的神位于沙盘的右上方，它可以俯瞰整个沙盘。

伊尔萨的下一幕场景（见图31-3）把母—子统一体的意象带入了沙盘游戏的过程当中，那是一位抱着孩子的因纽特人母亲，她待在池塘边。同时，它还带入了男性—女性特质统一体的意象，或者也许是父亲—母亲统一体的意象，那就是位于沙盘的左下角的两匹狼，隐约可见。狼成对生活，是称职的父母，而这正是伊尔萨在外部世界所缺失的。在这些意象的旁边，伊尔萨都撒下一些豌豆种子，那是新生命的开始。

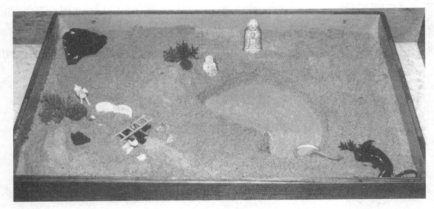

图 31 - 3

伊尔萨说位于沙盘右下方的恶魔并不像那个极具威胁性的"和尚"，它是没有威胁性的。它是"虚张声势的威胁，看起来很可怕，其实并非如此"。孩子在母亲的怀抱里很安全——地藏菩萨在沙盘的右上方，离得很近，而且他"没有受到恶魔的威胁；他可以识破恶魔"。

这一次，池塘的形状像一粒种子或者是一只肾脏，再一次与新生命的潜力（种子）或者能够造水的生命器官（肾脏）有关。伊尔萨觉得右下方那条鬼鬼祟祟溜进池塘的镶着珠子的蛇，表征着一些灵性层面的东西。后来，伊尔萨把这个池塘视为一个趋向中心的地方，而蛇进入池塘的运动是要使被阻断的小溪重新流动起来，那是在初始沙盘中那条突然中断的小溪。

有一处沙子被压下去，形成了一条压痕，有一架梯子横跨过去，用作桥梁。伊尔萨说这个地方感觉像是一个"坎"，里面装满了白色贝壳和黑色黑曜石，是两种对立面的混合物：白与黑、水与火。回顾沙盘时，她解释说，她的初始沙盘中摆放潜在的宝藏的地方（见图 31 - 1）在这里已经变成了一个暴露的伤口。这个坎需要一层一层地挖开，才能发现真正的宝藏。搭在干涸的小溪河床上的梯子形成了十字架的形状。也许这表征了她不得不背负的痛苦的十字架，那是积极与消极情感的十字架。只有当她体验到母—子统一体以及男性特质—女性特质的汇聚时，她才能从中解脱。

　　一匹白马朝向梯子而行。起初，伊尔萨把白马放在沙盘的左上角，也就是她的初始沙盘中小熊仔所处的位置（见图31-1）。把沙盘里的其余沙具全部摆好之后，伊尔萨最终把白马放在干涸的小溪河床的源头，这里曾经是第二幕沙盘场景中小鹿所处的位置（见图31-2）。这三种动物似乎都在表征着她在"英雄之旅"中的自己。起初，她是愿意勇敢面对极具威胁性的"和尚"的小熊仔；之后，她是受到保护、自己饮水的小鹿；现在，她则是一匹白马，直面最后的挑战——坎坷的深层创伤。

　　白马这一沙具融合了本能与神性。灵性或神性的实现来自本能而非头脑。梯子看起来阻挡了道路，但它同时也是联结的桥梁，通过联结，跨越过去。

　　在伊尔萨的第四幕沙盘场景（见图31-4）中，自性显现出来了。在沙盘的中央，一棵松树从一枚圆形的贝壳中生长出来，天然的自性从女性的源泉中生长出来。地藏菩萨和白马观览着中央的生命之树。地藏菩萨站在一块黑曜石之上，被伊尔萨看作本命石的黑曜石成了他的底座。地藏菩萨的右边，也就是第二个沙盘中黑白相间的石头被埋藏的位置（见图31-2），宝藏被挖掘出来了，是一些金币。

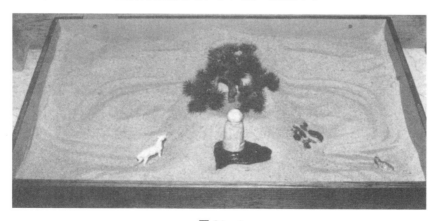

图31-4

　　伊尔萨刚开始做沙盘游戏时，先塑造了沙的形状，她说它看起来像是一只巨大的蝴蝶。于是，整个沙盘场景的背景就是一只蝴蝶，蝴蝶是心灵、灵魂以及转化的象征。对于这场自性的显现，蝴蝶是最合适的背景。

　　伊尔萨和我以及她的分析师一起回顾了沙盘场景的幻灯片，当这一幕沙盘场景投影在屏幕上时，我们三人都沉默了许久。后来，伊尔萨的分析师说："我浑身都起鸡皮疙瘩了。"

最后一幕沙盘场景（见图31-5）宣告了伊尔萨的系列沙盘的完成。体验了自性显现的神秘力量之后，伊尔萨重新使用了在之前的沙盘中用过的熟悉的沙具。这是理所当然的。一个系列的沙盘不应终止于"自性沙盘"。在沙盘游戏治疗结束之前，释放出的能量应以某种方式被巩固或整合。

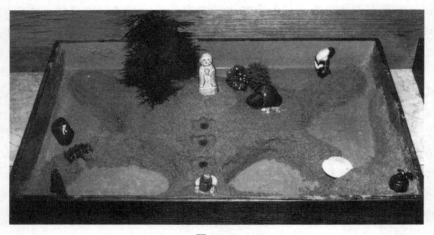

图 31-5

伊尔萨的初始沙盘（见图31-1）中的小熊仔如今在沙盘左侧中心位置的救生筏里，它可以漂流到沙盘中的任何地方。除了沙盘底部的中心位置，即初始沙盘里小溪中断的地方，其余地方的水域都连通起来了。所有的陆地也连接在一起，沙盘左下角和右下角的两个角落也通过桥连接起来了。左侧的桥是她在初始沙盘中用过的，当时是用来联结具有威胁性的男性特质与温暖的女性特质。右侧的桥是用沙子制成的美元硬币。沙子制成的硬币上还有星星的图案，象征着天空与大海的汇合。

初始沙盘中火炉边的美洲豹再次出现，同时出现的还有第二个沙盘中的两位神（见图31-2）。日本的地藏菩萨和中美洲的神现在面对面，他们之间由三级台阶联结起来。伊尔萨认为这两位神之间的通道，表征了一种新的关系，也许是东方与西方，或内部世界与外部世界，以及灵性的与具体的生活之间的关系。

在每一个台阶上，伊尔萨都放上了一块金币，金币是自性出现时带给她的宝藏。地藏菩萨的身侧生长着茂盛的植物。初始沙盘里摆了一棵秋天的树的位置，现在放的是一棵巨大的四季常青的树，还有两棵繁花

沙盘游戏：心灵的默默耕耘

盛开的树。重生已开始。

整个沙盘场景的背景是一只巨大的海龟。看到沙中出现的海龟的形状，伊尔萨告诉我，她过去喜欢收集海龟形状的物品，她认为海龟是一种能够帮助她立足于物质的现实世界的象征，以补偿她过分发达的直觉功能。在前一幕沙盘场景（见图31-4）中，沙的形状像一只蝴蝶——一种转化的象征。在这幕结束沙盘的场景里，伊尔萨似乎已经打下了一个全新的、更稳固的基础，以继续分析工作和生活。

在完成这一系列的沙盘之后不久，伊尔萨去了东方旅行，后来她告诉我，她在东方有了一种深度的灵性的体验。她觉得，她在沙盘中的旅程帮助她做好了准备，以体验她在外部世界旅行时内在世界中所发生的一切。

伊尔萨的个案说明了在非同寻常的情形下，也能成功进行沙盘游戏治疗的可能性：来访者在接受一位治疗师治疗的同时，与另一位治疗师进行沙盘游戏治疗；同时，来访者的沙盘游戏过程被限定在短期的、几次面谈的时间之内。

双重治疗很明显并没有产生任何问题。我对伊尔萨所知甚少，但沙盘游戏的过程依然进展顺利。我尊重她与分析师之间的主要关系，也发现并不需要就她的生活提过多的问题。伊尔萨不时会主动地就她自己和她当下的生活状况发表一些看法，但心理分析的过程和沙盘游戏的过程大多数时间都是沿着各自的道路独立前进。后来，当我们三人回顾沙盘幻灯片时，她的分析师表达了她对沙盘游戏过程的赞赏，也认为回顾沙盘幻灯片有助于她理解心理分析的过程中所发生的事情。

我的结论是，这种双重的分析完全可行。双重分析可以有效发挥作用，尤其是当三方参与者之间建立了互相信任的合作关系，并且采取一种"不干涉"的原则，能够允许沙盘游戏在没有过多审查的情况下顺利进行的时候。

如果沙盘游戏的工作受到了有限的面谈次数的限制，我认为动机水平是关键要素。如果某个人只是偶然地想尝试做一下沙盘游戏，我认为不会有什么效果。必须有真正的需要，才能投入到沙盘游戏的过程之中。在伊尔萨的案例中，她感到被困住了，她自己主动要求用另一种形式的治疗来补充已有的分析。

四次或五次的面谈必须被视为一种"微型过程"。在某个特定的问题需要处理的情形当中，就像伊尔萨的情形，微型的过程也能产生极大的价值，特别是当这些微型过程能够激发并涵容深层无意识的转化力量的时候。

第三十二章　艾琳：从沙盘游戏到生活

　　创作沙盘场景是一种积极想象。它邀请无意识参与到意识的举动当中。在创作每一幕沙盘场景时，来访者都有机会把自己无意识中加入的部分整合到意识中去。伴随着每一次这样的整合，来访者在其成长的旅程中不断前行。

　　在一系列的沙盘场景中，我们可以看到这种前行的运动，特别是通过追踪不断重复出现的沙具的使用，或是通过研究重大的主题如何展开，或是通过关注沙盘中一个或多个重要区域发生的变化。观察连续的沙盘场景中特定区域发生的变化，有助于理解心灵的成长在遵循怎样的轨迹。

　　为了说明在实际工作中可以看到的这种前行的运动，我首先会比较我的一位女性来访者所完成的初始沙盘和结束沙盘，我称这位女性为艾琳。接下来，我会讨论她介于其间的一些沙盘，看看她是如何从此处到达彼处的。艾琳目前 20 多岁，是一位单身的女性，职业为护士。

　　在与我会面前，艾琳已与另一位分析师做过几次沙盘游戏。她在我这边创作的初始沙盘场景（见图 32-1），开始于她在干沙盘的中央摆放的一块巨大的漂流木。接着，她把 4 个红色的弧状物——构成马戏团的环形表演场的断片——互相交叉地架起来，放在沙盘的左侧，继而把一个高高立在柱子上的女孩放在沙盘的中心位置，把一个站在更高的柱子上的女巫放在靠近沙盘左侧边框的地方。稍后，她说她能认识到少女和年老的女巫都是她自身的一部分，但她通常能够认识到的女性特质却都来自女巫。接下来，她在沙盘的右侧加上了几棵树、来自东方的男人和女人、一只狗和一个骑马的男孩，在沙盘下部的中心位置放了一个打开的牡蛎壳。她说她喜欢树和动物，但不知道自己为什么要选择牡蛎壳。

　　后来，研究这幕沙盘场景时，我逐渐意识到它反映了艾琳与自己的女性特质相关的尚未解决的冲突。马戏团的环形表演场上，她完整的女性特质的象征被拆开。此时，她自身消极的女性特质掌控着这幕场

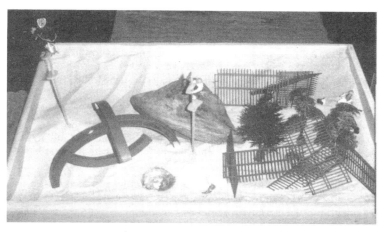

图 32 - 1

景——女巫站在最高的柱子上。打开的牡蛎壳——另一个女性特质的象征——暗示艾琳还拥有其他可以发展起来的女性特质，它们可能正从无意识中涌现出来。树同样显示出进一步成长的潜能，尽管在这一阶段被围栏围住，不能伸展。她喜欢动物，这暗示她对自己本能一面的尊重。

　　在艾琳的结束沙盘场景（见图 32 - 2）中，初始沙盘中被拆开的马戏团环形表演场重新连接在一起了，形成了一个完整的环形表演场。两条通道穿过这个环形表演，环形的围圈平稳地放在顶部，位于沙盘的中心位置。通道中的人物都在朝着中心的位置前进。完成这一场景后，艾琳在沙具架上查看了许久，最后她选了那个在初始沙盘中用过的女巫，在她身上绑了一根绳子，把绳子拴在了沙里的柱子上。她说：

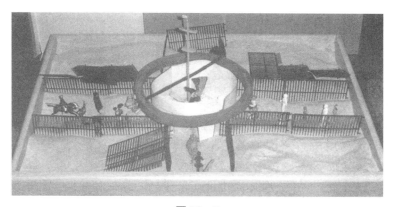

图 32 - 2

女巫是我最后想到的。其余所有来到这儿的人，都是为了决定如何处置女巫。女巫是我身上不好的部分。这在某种意义上似乎是一种退行，但换个角度又好像是把一切都汇合到一起。其他的沙具表征的是我已经处理好的其他不同的面向。

艾琳的治疗历时 6 个月。除了初始沙盘和结束沙盘之外，她还做了8 个沙盘。女巫在初始沙盘和结束沙盘中都扮演了重要的角色，但在介于其间的任何沙盘场景中都没有出现。马戏团的环形表演场在初始沙盘中是拆开的，在结束沙盘中又呈现为完整环形，被放置在沙盘的中心位置，而在介于其间的几次沙盘游戏中则不断重复出现。居于中间的 8 个沙盘中，有 5 个使用了马戏团环形表演场的断片。刚开始的时候，它们以 3 个直立的弧形样态出现，然后是 2 个分开的半圆形；接着，这些弧形的断片被连接成完整的环形，但没有放在中心位置；然后，这个完整的环形被放在沙盘的中心位置，但有一部分被遮盖起来了；后来，环形被放在沙盘的边框上，位于沙盘的后部。因此，在她介于初始和结束沙盘间的许多沙盘中，艾琳继续通过不断变换组合形式，来使用这个环形表演场，最终在最后的沙盘场景中形成了一个有通道进出的位于沙盘中心位置的环形。似乎她的心灵一直在用具有整体感的象征做实验，直到它最终处于中心位置。

发展与女性特质之间的深刻关系，以及男性特质与女性特质之间的深刻关系，在艾琳的沙盘游戏过程中同样意义重大。在较早的一幕沙盘场景中，一个女人坐在一片直立的弧形断片上，一个男人要去营救这个女人，带她去一个里面有贝壳的花园。在这里，男性特质扮演了保护者的角色，帮助她找寻被隔离的女性特质的一面。接下来的沙盘场景是一个女人坐在位于中心位置的贝壳上。在接下来的两幕沙盘场景中，男人和女人肩并肩，但没有互动。再接下来的沙盘场景是一个男人和一个女人一起开启朝向桥梁的旅程，途中有危险，但有一盏灯指引着他们。接下来的沙盘场景是男人和女人坐在一起，位于沙盘的中心位置，贝壳放在他们之间的桌子上。接下来的沙盘场景是一个男人乘船前来，要爬上位于沙盘中央的柱子，去取放在柱子顶端的贝壳，并把贝壳送到站在井旁的女人手里；然后，他们要把贝壳放入井中，因为在井里，"它是安全的"。在最后的沙盘场景中，许多男性特质的和女性特质的人物混杂在一起，他们的共同任务是对付那个女巫。

在做结束沙盘之前的那次面谈中，艾琳说她第一次可以对那个和她生活在一起的男人说她爱他，并且她是真心真意地爱他。几个月之后，她结婚了，并且结束了治疗。

对艾琳而言，女巫这一消极的女性特质在她身上发挥了重要的作用。艾琳把女巫认同为属于她内在的成分，她需要变得更为强大，以应对这一凶猛的女性力量。从一个不平衡和碎片化的地方出发，艾琳在她的沙盘场景中不断前行，内在逐渐变得平衡，有稳定的核心。在她早期的沙盘中，她把男性特质和女性特质清晰地分隔开来；而在后期的沙盘中，男性特质与女性特质则能够协调互动。与此同时发生的是，艾琳发展了真实生活中的关系；当她能够向她的未婚夫表达积极的情感时，她获得了"突破"。

沙盘游戏为我们提供了关于艾琳的旅程的永久的视觉记录，也为她提供了如何在生活中继续她的旅程的途径，首先是在想象之中，之后是在生活之中。

第三十三章　罗达：对灵性的追寻

即使是在时间受限制的短期治疗中，心灵有时也能做出回应，呈现一个完整的沙盘游戏过程。我一点也不认为在如此短的时间内就会完成整体的治愈。完全的治愈与心灵的自性化的回应可能需要几个月甚至多年的时间才能实现。但沙盘似乎在心灵中留下了某种蓝图，可以用于进一步的建设。

时间方面的限制必须是真实可信的，不是什么"让我们来看看是否可以靠5次面谈就搞掂"。但是，如果人们远道而来，只能停留很短的时间，或者在我即将退休的时候，那么沙盘游戏的过程可能会在令人难以置信的短期内完成。当前，由于保险公司通常要求短期治疗，所以，能够发现沙盘游戏过程的确可以在次数有限的面谈中完成，这一点确实令人鼓舞。

一开始，罗达和我都知道我们只有很短的时间来工作，我们商定好总共进行5次沙盘游戏的治疗。在8个月的时间里，我们一个月见一次或者隔一个月见一次。在她做完结束沙盘5年后，我们最后一次一起回顾了她的沙盘场景的照片。

罗达第一次来见我时，年近40岁。她和她的同性女友已同居几年，并通过人工授精的方式育有一个女儿。她在助人专业领域工作。

罗达觉得她的母亲是位好母亲，但母亲和她在一起的时间有限，因为家中还有其他三个孩子需要母亲照顾。和父亲在一起时，罗达总是感觉不舒服。她是家里四个孩子中最小的，和哥哥的关系要比和姐姐们的关系亲近一些。

十几岁的时候，她的父母离婚了，她与母亲一起生活，直到上大学。父母亲在单身25年之后，各自再婚。尽管罗达的父亲是犹太人，但她从小以贵格会教徒的身份长大。她后来离开了贵格会教派。在和我第一次会面时，她声称自己对"异教徒"的宗教更感兴趣。

在罗达的初始沙盘（见彩色沙盘7）中，突出的特点是沙盘右上角排成一列的4匹黑马。马后面的角落里，放着两个缠绕的银圈，罗达说银圈上的透明水晶和蓝色玻璃球表征着她生命中灵性的一面。她觉得马匹在守卫着灵性之所。

我想知道，为什么罗达需要如此排列有序的力量来保护她的灵性。马儿们是在为她守护灵性，还是守护灵性不受她的破坏？也许它们表征着一种不屈不挠的阿尼姆斯，正在某种程度上阻碍她与更深层次的自性建立联结。罗达评论说，对她而言，灵性一直在那里，为她准备着，但她尚未深入地去接触。她耗费太多的能量来应付日常生活的需求。

紧挨着水晶和蓝色玻璃球的是一个鲍鱼壳，里面盛着一些蛋壳碎片和一粒橡树种子。在回顾沙盘图片时，罗达说蛋壳碎片是她过去犯过的错误。当时做沙盘游戏的时候，她感觉自己很失败，没有认识到自己的潜能。但是，带着珍珠般光泽的鲍鱼壳里的橡树种子，暗示着罗达的女性特质可能有一些新的成长。

在沙盘的左上角，一位运动员站在一个正在哭泣的婴儿旁边。罗达把婴儿看成她自己的小女儿，因为小女儿那时总是要求多多，难以应付，经常乱发脾气。运动员表征着罗达需要的力量，以应对这个难缠的婴儿。在回顾时，她补充说，沙具大小的比例恰好合适：对她而言，女婴看上去体型巨大，而她觉得自己却很弱小。很明显，在她们的关系中存在一种冲突，近似于力量的较量。

回顾沙盘时，罗达说位于婴儿下方的黑色面具是她自己的怒火。她解释道："在那时，我刚刚开始发现自己的怒火。我一直不知如何应对愤怒。我觉得自己在照顾孩子和家方面付出过多了。"

罗达认为，面具下方的母北极熊正在保护海豹宝宝。但是，我知道北极熊是猎食海豹的，我怀疑她是否有着矛盾的心理：有时候想去保护她的孩子，有时候又想惩罚她的孩子。在后来的回顾中，罗达说北极熊是她的成人自体（adult self），海豹是她的儿童自体。她能看到自己的内在儿童和她外部的婴儿是联结在一起的，这对母亲们来说是一种有益的领悟。

接下来，罗达在沙盘里放了一棵树——也许它的植物能量有助于减轻阻挡道路的马的强大动物能量的影响。最后，她把一个还未完全成形的小人放了一艘独木舟里。她说，这是她自己，想要去旅行，但并不确定去哪里。但是，通往灵性之所的桥就在那里。她说她能看到独木舟里的人可以走过桥梁，绕过马匹，到达灵性之所。

桥与灵性联结在一起。罗达忙于抚养孩子，无法顾及她的灵性一面，这也给她带来很多问题。桥如何能联结这两面呢？她所需要的应对女儿的力量，正在向她反击，阻止她直接与灵性接触。她必须围绕着开放而接纳的女性特质来工作。这将如何发生？

通过跟踪接下来的四个沙盘里关键区域的变化，我们可以观察到这是如何发生的。

（1）男性特质的力量变得温和。

（2）女性特质变得强大。

（3）母—子关系，不论是内在的还是外在的，都变得越来越愉悦。

（4）她更多地接触到了灵性。

在开始创作下一幕沙盘场景（见彩色沙盘8）之前，罗达站在沙具架旁，一边看，一边选取不同的沙具，足足花了十分钟的时间。然后，她用沙子堆起了一座高高的山，在山顶上放了一座寺庙。回顾沙盘时，她说，寺庙是一个中心点，或是通往即将到来之物的通道。她已经开始更多地接触她自己灵性的部分。

这一顺序——在初始沙盘中用桥来联结对立面，紧接着在第二个沙盘中出现趋向中心的倾向——与我前面有关桥梁的研究中所观察到的顺序一致。我并没有留意到在罗达的沙盘系列中这一桥先出现、趋向中心的倾向相继出现的顺序，直到我开始写作她的沙盘部分时才发现。我们每一次对沙盘游戏过程的照片进行回顾时，总能发现新东西，这令我们惊叹不已！

沙盘的右下方有5个小方块，从右下方进入由沙具构成的圆圈，罗达把这5个方块视为走入她的沙盘系列的垫脚石。倒下的那一块是她已经完成的初始沙盘，另外立着的4个方块则表征剩下的4次沙盘治疗。

这5块垫脚石通往一个由沙具围成的圆圈。圆圈开始的地方有一个陶土制成的人像，被黑曜石碎片包围着。这些材料都由火烧制而成，陶土人像产自陶艺窑炉，黑曜石产生于火山爆发。接下来是水的组合：一条鱼、一条美人鱼和一白一黑两头鲸鱼。然后是一座房子，一个裸体的女人斜靠在房子上。圆圈的结尾处是一对因纽特人母子，他们的后面放着一块动物的骨头，前面是一条蛇。

罗达说，那个陶土人正在痛苦地挣扎，5块参差不齐的黑曜石碎片表征着伤害。当时，罗达和她的女性伴侣买了一套新房子，费用使罗达非常担心，为了让一切都进展顺利，她加班加点地工作，但很多事情依然不顺利。她感到，正如她所说的，"被逼得不成人样了"，就像那个陶土人。

美人鱼和两头鲸鱼之间放着一大块树皮，将它们分开。罗达说树皮是美人鱼和那头白鲸之间的通道。回顾沙盘图片时，她指出位于上面的白鲸代表她的母亲，在她看来母亲一切都很好；下面的黑鲸代表她父亲，在她看来父亲一切都很差劲。把她的美人鱼自体与鲸鱼/母亲联结起来的树皮通道，看上去有一部分是裂开的，就像在初始沙盘当中蛋壳也是裂成碎片。但至少还是有通道的存在。她继续说道，她的人生任务就是要明白"她是谁"。由于她是家中最小的孩子，对于自己究竟是谁，她很难搞清楚。

那个裸体的女人斜靠在房子上，看起来似乎房子支撑着她，同时她又悬在房子上面。附近有新生命——开着花的树和橡树种子。这几个沙具组合在一起，暗示着女人和家之间更积极的关系，与那个"不成人样"的陶土人处在对角位置上。罗达在谈及那个痛苦挣扎的陶土人时，表达了她关于自己买的新房子给自己带来担心和愤怒的意思。这里，裸体女人和家之间有更积极的关系，形成了鲜明的对比。我已学会要关注处在对角位置的沙具，它们通常暗示着冲突或关系的两个方面，当前我正在就这两个方面做工作。

因纽特人的母亲和她的孩子对罗达而言表征着集体的母性。她说："回溯到了时间开始之初。它给我一种与一切重新联结在一起的感觉。它既是个人的母亲（我）和我的孩子，同时又是普遍意义上的母亲和孩子。"与因纽特人的母亲和她的孩子处在对角位置的是美人鱼—树皮—白鲸组合，表征着她与自己母亲的联结。这种"母亲路线"的体验，即从母亲到女儿，从女儿成为母亲到女儿自己的女儿，对女性而言极为重要。在这里，它有助于罗达加强并加深与自己女儿的联结。

罗达的下一幕沙盘场景（见彩色沙盘 9），给人的整体印象是更加混乱。罗达的确注意到了摆放沙具时的一些次序，她把四匹白马放在了沙盘的四个角上，而不像初始沙盘中那样把四匹黑马排成一列（见彩色沙盘 7）。位于沙盘左上角的那匹白马正在饮贝壳中的水——从女性特质中获得滋养。

沙盘的右上方有一棵粉红色的树，靠近她在初始沙盘中称为灵性地带的地方。罗达说，树的四周散发出宇宙的能量。当她放入白色的金字塔时，她觉得很轻松：它们看起来非常稳固。而罗达当时感觉自己并不那么稳定。金字塔的形状是有三个三角形，顶上有一个顶点，通常被认为表征着男性特质。她对于稳固的白色金字塔有着积极的情感，可能表明她内在转化的开始；而到目前为止，她对男性的感受一般都是消极的。

操蛇女神位于沙盘上方中间偏左的位置，在初始沙盘中同一位置放的是一位运动员。在初始沙盘中，弱小的运动员只能勉强应付那个大发脾气的孩子。而现在，力量强大的大地女神给这个区域带入了真正的女性力量。断臂维纳斯——天上的爱神——位于沙盘右下方与操蛇女神呈对角的位置。在那个时候，罗达的女性自体有另一个部分可能感觉很无助，是残缺的。

她最后放进沙盘的沙具是两面镜子：一个是双面镜，一面映照着操蛇女神，另一面映照着孔雀；另一个是单面镜，只映照着维纳斯。在她做这个沙盘的时候，她说，沙盘所要表明的就是这两位女神之间的关系。回顾沙盘图片时，罗达告诉我，两位女神表征了她自己交替出现的两个面向——也许是力量和爱，两面镜子暗示着她在尝试把这两个面向都反映出来。

位于沙盘中心位置左侧的雄性黑猩猩正在打架。罗达说，它们表征着她的愤怒。而黑猩猩的周围散落着硬币，表征着她在为钱而操心；两头黑猩猩在争执，把关于钱的担心表达出来。两头黑猩猩所处的位置与初始沙盘中愤怒的面具所在的位置大致相同。面具孤零零放在那儿，表征了其愤怒未加区分，有点无能为力的意思；现在愤怒得以区分，变成了平等的伴侣之间相互的面质。

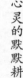

沙盘下方中心位置有一块珊瑚。在珊瑚粗糙的表面，一只从蛋里孵出的小海龟正破壳而出，独自迎接自己的诞生。罗达是不是有时候觉得想要远离自己的孩子，或者因自己经常离开孩子而感觉愧疚？

在沙盘的左下角有一个鸟窝，里面有几个鸟蛋，旁边站着死神。也许新生事物即将诞生之时，旧有的态度必须消亡。

这个沙盘中有许多"圆"的元素：鸟窝、金属球体、黄道十二宫圆盘、镜子和贝壳。还有许多方形物和方块撒落在沙盘各处。圆形与方形都与完整感相联结。对于这些几何形状的沙具，罗达没有做出评论。很明显，罗达并不是故意或有意识地去挑选这些形状，它们是她的沙盘游戏过程中的无意识部分。

创作下一幕沙盘场景（见彩色沙盘10）时，刚开始，罗达在沙盘左侧堆了一座小山，在山顶上放了一座城堡——圣杯城堡。在回顾沙盘图片时，她把沙盘的中心位置称为儿童的魔法世界，也是她的孩子的魔法世界；年幼的孩子可以在这个充满积极能量的仙境里暂时生活一段时间。一个抱着玩具熊的婴儿几乎位于沙盘正中心的位置，在开心地笑——她与初始沙盘（见彩色沙盘7）中那个哭闹、发脾气的孩子完全不一样！

"童话故事地带"中的男性都是艺术家：长笛手、瑞士号手、爵士乐师和舞者。这里是前一幕沙盘场景（见彩色沙盘9）中两头雄性黑猩猩在散落的硬币间争执不休的地方，它们表征着更为传统的男性价值观，以攻击性和重视金钱为特征；在这次的沙盘游戏中，这个区域内的男性形象则更多与外表俊美、多才多艺相关。罗达说，那个位于舞蹈者下方的举着火炬的黑人跑步运动员，给正在上演的艺术表演和游乐带来了更多的能量和活力。火炬的光辉让她小女孩的一面更为意识化，同时又不会摧毁其魔法的一面。

城堡取代了第二幕沙盘场景中的寺庙（见彩色沙盘8）。罗达说城堡比寺庙更真实，因为人可以"住在城堡里"。城堡是雌雄同体的象征：作为居住地，它是女性特质的意象；而作为堡垒，它又是男性特质的意象。因此，在这一沙盘场景中，男性特质与女性特质第一次汇合在了一起。

围绕位于中央的城堡的四周有4组沙具：跳水的女孩，四周围着5个人（右下方）；5个女人在干"女人的活"（右上方）；4只企鹅围着一颗大理石质地的蛋（左下方）；一个袋鼠妈妈和袋鼠宝宝（下方中间位置）。

罗达认为右下方的跳水女孩是她自己。她的四周是那些企图包围她的魔鬼。她感觉自己陷入了困境，想要跳入更深的地方去发掘她尚未使用的潜能，但是有许多障碍在阻止她。包围她的障碍的标志是："学校""红十字""慢下来""危险""停止"。

位于沙盘右上方的女性都投入到了传统的照看和滋养的活动当中：肩上扛着水壶的女人、在准备盘子里的食物的美洲原住民女人、抱着孩子的印第安女人、播种的少女、拎着桶给家畜喂水或喂食的农家少女。对罗达而言，这些女性表征着与工作相关的生活，与"童话故事地带"中更具想象力的艺术生活形成鲜明对比。但是，农家少女的手正指向城堡，这一姿势联结了工作和玩乐，或者说是在工作和玩乐之间"架设了桥梁"。而那个抱玩具熊的婴儿似乎也望着她的方向。

沙盘左下角的4只企鹅把黑与白的颜色汇聚在了一起。起初，罗达把黑色和白色区分开，两色依次出现（先是彩色沙盘7中的黑马，随后是彩色沙盘9中的白马）。之后，她把黑白两色分离开来，但两色同时出现（见彩色沙盘8中的白鲸和黑鲸）。现在，她把黑白这一对立面统一起来了。罗达认为企鹅正在守护那个巨大的大理石蛋。对立面的统一帮助守护未来的发展潜力，使之安全。

　　袋鼠妈妈和袋中的幼袋鼠位于沙盘下方的中间位置，那是之前描绘过母亲和孩子的画面的同一个地方：北极熊妈妈和海豹宝宝；因纽特人母亲和怀中的孩子；孤独的孵化中的小海龟。在我们回顾沙盘图片时，罗达认为袋鼠妈妈就是她自己，抱着的宝宝，照看着宝宝。起初，在她最初创作的几幕沙盘场景中，罗达试图在更高、更抽象的地方寻找灵性。现在，她意识到，对她而言，通过尽职尽责地为人母亲，与自己的孩子分享魔法世界，就能找到灵性。

　　与之前的沙盘相比，红色这一色彩在这幕沙盘场景中更为突出（沙盘的左侧有两个红色的沙具，右侧也有两个）。也许在这个时刻，罗达能够允许更多地顺应自己的感受，不管这种感受是来自令人愉快的"童话故事地带"，还是来自备受挫败的"成就地带"。数字 5 在这个沙盘中频繁地出现（5 个魔鬼、5 位带来滋养的女性、位于沙盘中心位置的 5 位男性）。数字 5 通常暗示着趋近"精华"，趋近完整。

　　在她的结束沙盘（见彩色沙盘 11）中，罗达把初始沙盘中的两件灵性珍宝放在了沙盘中心位置的两侧。她把水晶放在位于右侧的盘成一团的蛇上，把蓝色的玻璃球放在位于左侧的水池里。罗达说，位于琥珀色的圆圈中的水晶被 4 块粉晶围绕，代表的是太阳的炽热能量。她还说，在沙盘左侧蓝色水池中的蓝色玻璃球代表的是月亮更阴凉的能量，与炽热的一面相平衡。她认为，她内在存在着这两种能量。

　　一艘红白相间的小船为阴冷的蓝色区域带来了生气，而蓝色的蛋也给炽热的红色区域带来了少许柔和，这有点阴/阳的象征：白中有一点黑，黑中有一点白。这个沙盘里也有很多"圆"的元素：左上方的白色蜘蛛网；右上方的茅草屋顶；灵性能量的两个环形的区域；位于沙盘中心位置的镜子，上面放着一只圣餐杯。阴/阳和圆形都可能与完整性有关。

　　在炽热与阴凉的能量之间有一条中心线，中心线上有一些沙具：圆形镜子上的圣餐杯、打开的贻贝壳、观音与麒麟。在基督教圣礼和圣杯故事中，圣餐杯都是自性的意象。圣餐杯上方打开的贝壳表征着女性特质接纳的一面。观音在这个沙盘中所处的位置位于罗达之前所做的沙盘中操蛇女神出现的地方——慈悲取代了强权。观音身旁的麒麟，按照多拉·卡尔夫的说法，表征着对立面统一时的神秘体验。

　　沙盘的右下方有一大一小两只海星，是罗达最后放入的沙具。她认为，这两只海星是母亲与孩子。在之前的沙盘中体验过母—子统一体后，罗达现在和她的孩子既可以分离，也可以很亲近。两只海星同时也暗示着她的自性和她的孩子的自性之间的联系。她的系列沙盘完美地结束了。

在最后这个沙盘中，通过与自己的孩子建立联结，罗达达成了与灵性相联结的目的，而最初她与孩子的相处是如此艰难。这里蕴含着一个学习炼金术的人都熟悉的启示：宝藏位于黑化阶段。

回顾整个沙盘游戏过程，我们可以根据罗达的初始沙盘中四个明确的主题，简要追踪一下对她的发展至关重要的变化：

1. 男性特质

沙盘 7：四匹公马挡住了通往灵性的道路

沙盘 8：她的父亲，位于下方的黑鲸，都是差劲的

沙盘 9：愤怒的雄性黑猩猩为钱而争执

沙盘 10：男性都是艺术家和带来光明的人

2. 女性特质

沙盘 7：表征女性特质的鲍鱼壳中盛着破碎的希望

沙盘 8："不成人样"的女人与悬在房子上的女人

沙盘 9：力量强大的操蛇女神与残缺的爱神

沙盘 10：成就/失败的女性与提供滋养的女性

沙盘 11：慈悲之神观音

3. 为人之母

沙盘 7：弱小的运动员对抗体型巨大的婴儿的愤怒

沙盘 8：她与自己的母亲（白鲸）之间的联结

沙盘 10：她欣赏童年期的魔法

沙盘 11：像海星那样，她与孩子既能分离又能亲近

4. 灵性

沙盘 7：通往抽象的灵性的道路被阻碍

沙盘 8：寺庙提供了更多接触灵性的途径

沙盘 10：在抚育孩子当中，她体验到了生活中的灵性

沙盘 11：圣餐杯，找到了圣杯

在共同回顾沙盘图片时，我了解到，做完结束沙盘后不久，罗达就开始了自己的个人治疗。她拓展了自己的专业工作领域。她与同性伴侣分开了，但她报告说，她们在和女儿一起时依然很快乐，现在女儿已经7岁了。她重新回到了贵格会，再次积极投身于她的宗教。

在我们的回顾接近尾声的时候，罗达久久注视着她的结束沙盘，

她说："我喜欢看着这幕最后的沙盘场景，它让我感到快乐。"她继续说道：

　　我感到如释重负，不仅因为这是我和你在一起时做的最后一个沙盘，而且因为我必须下定决心，放下那些令我一直处于冲突当中的事情。这个沙盘平衡了所有不同的元素，感觉它们越来越平衡、和谐相处。我感觉我可以随意触及这里所有的一切。我一直在寻找安宁、平衡和能量。有时候我会迷失方向，但我的确有办法去触及它们。整个场景看起来已经完成，就像已到达目的地。

沙
盘
游
戏
：
心
灵
的
默
默
耕
耘

第三十四章　厄休拉：15 年间的 10 个沙盘

　　厄休拉的沙盘系列说明，即使在两个沙盘之间时间间隔很长，沙盘游戏的过程也具有连续性。厄休拉在长达 15 年的时间里，仅仅和我一起做了 10 个沙盘，其中有一些沙盘之间的时间间隔超过 3 年。尽管如此，它们仍都可以放在一起来看待。我们越来越多地发现，不管是在短时期内完成，还是在漫长的时期内零散地完成，一个沙盘系列依然具有内在的凝聚力。

　　在前面有关海龟的象征的章节中，已经介绍了厄休拉的海龟沙盘。它是一个自性的沙盘。在这里，我会介绍厄休拉的系列沙盘中其余的沙盘，以展示在自性出现之后接下来发生了什么。她的最后 5 个沙盘表明了自我的增强，这是在自性显现或汇聚后很典型会发生的。

　　厄休拉到我这里接受心理分析的时候，已有 50 岁。她之前在 20～30 岁接受过一位分析师的分析，直到她的分析师搬到别的州。

　　厄休拉的父亲认为女性不应接受大学教育，应该成为教师、秘书和妻子。厄休拉既成了一位秘书，也成了妻子。她的母亲待她非常严苛，从未完全接纳过她。厄休拉还有两个姐姐，都已结婚生子。厄休拉和姐姐们之间更多是竞争者的关系，而不是生活中的良伴。

　　丈夫是家中唯一和厄休拉保持长久且良好关系的人。她的丈夫颇有成就，同时很重视她的聪明才智。厄休拉和丈夫均出生于中高产阶级家庭。

　　由于性激素方面的问题，厄休拉无法拥有自己的孩子，于是他们收养了一个两个月大的女婴。孩子两三岁大的时候，厄休拉和孩子之间出现了许多问题。她们就是"难以相处"。在接受言语治疗的时候，厄休拉花了大量的时间谈论与孩子之间的关系，还会痛哭不已。

　　厄休拉自己聪颖过人，但她很少因她的聪明才智或所做的事情而获得赞许。由于不能拥有自己的孩子，她感觉自己作为一个妻子很失败。她本寄希望于收养孩子以减轻她的这种感觉，但和女儿多年冲突不断，她又觉得自己作为一个母亲也很失败。厄休拉没有严重的心理疾病，但她的自我很脆弱。

厄休拉对自己很严苛，我曾多次夸赞她的优点，她却一点都不能接受。起初，我并没有意识到，我试图以这种方式来对抗她对于自己的消极意象，其实并没有帮助。本应留存在她身上的冲突变成了我们之间的冲突。后来，我学会了和她待在一起，不去强化她的自我批判，而是接纳她自己的感受。这样效果好一些了。

厄休拉的初始沙盘（见图 34-1："问题和可能的解决方案"）中，有三个来自东方的人，他们都身负重担。位于沙盘左侧的两个人，一个是头顶负重，另一个是背上负重。沙盘右侧的这个人则用竹竿肩挑两个水桶。左侧有一只鹈鹕，右侧有一只鹅。沙盘的中心位置是一条小溪，一座桥横跨小溪。

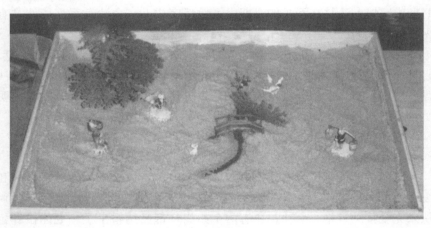

图 34-1

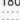

多拉·卡尔夫看到这个沙盘时，在几乎没有提供补充信息的情况下，她说：

> 这位女性自己在肩挑重担。她被消极的阿尼姆斯支配，消极的阿尼姆斯鞭策她要做一个好女儿、好妻子和好母亲。桥放在这里做什么呢？桥的两侧都在背负重担。把这两个方面汇聚到一起，是为了调和什么呢？也许小溪两侧的鹈鹕和鹅可以提供答案。左边的鹈鹕是唯一用自己胸膛的血来喂养后代的鸟类，它是自我牺牲的母性的象征。右边的鹅则是愚蠢和卑顺的象征。在童话故事中，牧鹅女是低三下四的。因此，桥也许暗示着完美母亲的意象与无价值感之

间调和的可能性。在这一点上，似乎她的阿尼姆斯告诉她，她必须是完美的母亲；同时又在告诉她，她是毫无价值的。在完美与无价值之间似乎可以找到一种调和。

这是多拉·卡尔夫在"阅读"沙盘时拥有的一种直觉技能。

在厄休拉的下一幕沙盘场景（见图34-2："让一切顺其自然"）中，有一个围起来的围场，围场中有一个水池，一个女人坐在长椅上休息，一个男孩安静地坐着，旁边有一只白鹳，白鹳在水池中。围场是开放的，和外界相通，围场外小车和卡车来回奔忙。围场内外都有植物——她的内在和外在都在成长。

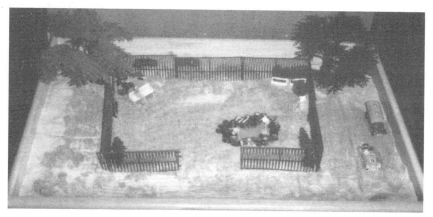

图 34-2

在最后的沙盘场景创作完成五年后，我们对沙盘图片进行了回顾。厄休拉说："（对于这个沙盘）我只记得有一个年长的女人正在休息……一个可以自由出入的围场……有点像放弃了挣扎，让一切顺其自然。"

厄休拉的第三幕沙盘场景（见图34-3："与她的本能和平共处"）是在三年多之后创作的。它可以归类为"动物—植物"期的场景。场景里没有人，只有植物和动物。它看起来就像一片丛林。厄休拉似乎对她的动物本能感到很舒适。她还用贝壳盛了水，让河马、犀牛、熊和鹿（沙盘的左下方）来饮用。

做完这个沙盘后，厄休拉评论道："它们在一起和睦相处。即使有丛林之王在场，也不会构成危险。其他动物有办法应对狮子的潜在威胁，它们要么走开，要么留下水坑让狮子来饮水（沙盘的右下方）。"阿尼姆斯不再攻击她。事实上，积极的阿尼姆斯——保护着家人的公象——出现在了这幕场景中（沙盘的中心位置）。沙盘里有一对动物的

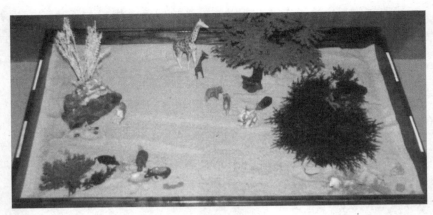

图 34 - 3

母—子联合体——长颈鹿妈妈和长颈鹿宝宝。

回顾沙盘场景时，她说她喜欢大象。"它们虽然强壮，却很温顺。它们只有在防卫时才会攻击。它们会围成一圈来保护它们的孩子。"

在做下一幕沙盘场景（见图 34 - 4："聚焦于女性特质"）时，厄休拉更多地谈到了自己的感受——愤怒、恐惧和爱欲——比在之前的面谈中谈得多一些。在她创作的沙盘场景中，她聚焦于女性特质。她在沙盘的中心位置放了一个贝壳，里面盛着水，她在上一次的沙盘（见图 34 - 3）游戏中也用贝壳盛过水。接下来，她在贝壳周围创建了一幕大海的景象。在初始沙盘中出现过的鹈鹕妈妈依然出现在画面中，但鹅不见了，取而代之的是两只鸽子——和平鸽。

沙盘游戏：心灵的默默耕耘

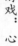

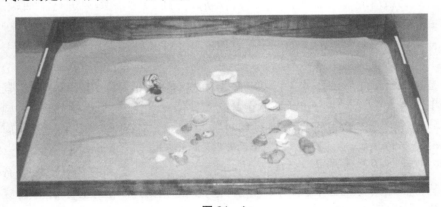

图 34 - 4

回顾时，厄休拉评论道："三只鸟构成了一个三角形——不是在竞争。就像之前的那个沙盘中的动物们一样，它们不会为任何事情产生竞争。"

厄休拉的下一幕沙盘场景（见彩色沙盘4："海龟朝向神灵爬行"）散发着自性沙盘的神秘性。在这里，初始沙盘中呈现的冲突被超越了。一群远古时期的海龟离开了无意识的大海，朝着位于中心位置的山峰爬行，去朝拜一位男性的神灵。海龟爸爸在领路。这一次，阿尼姆斯又是积极的，既没有带来负担，也没有攻击。鲤鱼的红色暗示着厄休拉的情感被更多地激活了。

在回顾沙盘图片时，厄休拉看着这个沙盘，说道：

> 我喜欢这个沙盘。这是我的兴旺之年。当我在脑海中想象这个沙盘的时候，动物们正远道而来，跨越了重重障碍。我想象着它们不得不爬过一道道藩篱，才能到达中心——爬得相当慢。这样的设计令我很愉悦。但令我惊讶的是，这里居然没有栏杆。福狗不仅仅是宠物，它还是寺庙的护卫者，是位于中心的重要人物的护卫者。那些圆圈像水，回到了永恒。迎来了美好的一年，富有创造力的一年。这个沙盘一直对我有着特殊的意义。它给我带来了快乐，因为我竟然可以创作出如此有创意、如此美好的沙盘。它的重要性，我无法用言辞描述。它如宇宙般无边无际。

做完这个沙盘后，厄休拉将一周一次的来访频次减少到了一月一次。我想这也许是厄休拉的最后一个沙盘。时隔两年之后，她做了另一个沙盘。在此期间，厄休拉和女儿的关系得到了改善。她还向我报告了她做的两个梦，梦境都是定位于花园里。在第一个梦里：

> 花园里到处都是蘑菇，各种蔬菜也在生长。一个男人从树上摘了一只梨递给我，那棵树是我的树。

在第二个梦里：

> 有其他人在照管花园，但现在我的职责是监管花园的打理工作。这个地方阳光明媚，我吃着花园里种的芹菜。

完成自性沙盘之后，厄休拉做的第一个沙盘是一个农场的场景（见图34-5："滋养"）。一个男人和一个女人正在喂养和照看农场里的动物。水和火是生活和发展所需的基本元素，在沙盘中都呈现了（沙盘中心位置的两堆篝火、位于右侧的井）。还有很多母—子联合体的表征：围栏里围着的绵羊和小羊羔、奶牛和小牛犊；公鸡、母鸡带着小鸡（左侧）；大鸭和小鸭（上方）。之前沙盘中那条朝拜仪式中的福狗，现在已经（被女人）变成了一只真正的动物。在之前的沙盘中体验到了自性的原型力量之后，厄休拉回归到了日常生活的世界。现在，在这个世界里，男性特质和女性特质都可以为人父母，提供滋养。

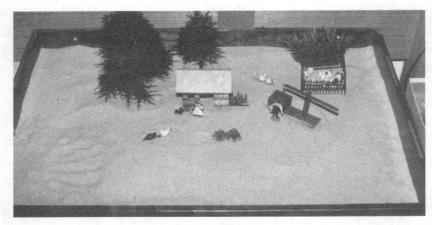

图 34 - 5

当厄休拉回顾这个沙盘的时候，她说：

> 每个人都要去做自己的事情。每个人都要做好自己的工作。你会感觉到有一条道路，有一些阶段。如果你能够界定这些阶段——那些你必须在治疗中跨过的阶段——那么只要你错过了某个阶段，你肯定会知道的。沙盘游戏就是这些阶段的视觉传达。无意识在指引方向。

她总结的是沙盘游戏中一些最重要的要素，我们从未讨论过。

下一幕沙盘场景（见图 23 - 7："被评判"）中，厄休拉内在评判的一面由一位阿兹特克神来表征，他阻止她穿过圣门。她是那个弱小顺从的人，位于沙盘中心位置左侧，双手紧抱在胸前。只有她右侧的希腊大母神在帮助她。所有其他消极的评判人物都受到了这个位高权重的神的影响，这位阿兹特克神认为她不配通过圣门而阻挡她。

在这个沙盘中，厄休拉能够把被敌意评判的体验具象化地呈现出来。更重要的是，她认同了她内在有一部分是支持她的，也许这是她首次在与我的共同移情中体验到的，而我是支持她的。

在厄休拉的下一个沙盘（见图 23 - 8："放松"）中，圣门不再被消极的阿兹特克评判之神阻挡，位于沙盘中心位置的小人现在可以通过圣门。两个卫士沿途保护着她。圣门的背后就是神殿，通往神殿的道路对她而言畅通无阻。

在回顾沙盘图片时，厄休拉记得自己的放松感。她说，位于中心位置的小女孩"属于所有的神殿，而神殿也都属于她"。她能够接触圣门背后的一切，也接受了它。这是一条中间道路。

厄休拉的下一个沙盘（见图34－6："向比赛终点前进"）是一个几乎全是男性的沙盘，只有左上角有一个女孩，手中端着一盘谷粒。沙盘左侧所有的农场工人都在辛勤耕作，提供食物。沙盘右侧则是音乐和舞蹈。在对角线的位置上，有一个举着火炬的男人，带领着一群男性跑步。运动员跑过中心位置，长翅膀的飞马跟在后面。

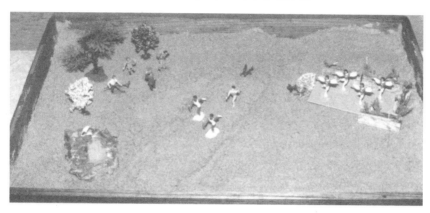

图 34 - 6

关于这个沙盘，厄休拉说：

> 现在重要的事情是他们有了火炬。火和奔跑表征着纯粹的能量，能够向比赛的终点前进。舞蹈就像一场庆典。没有人在竞争，大家都在做自己的事情——舞蹈者、跑步运动员、农场工人。两侧的人都在看着跑步运动员。

一个月之后，我们进行了下一次的常规面谈，快结束时，厄休拉说她想对前一次面谈所做的沙盘进行少许改动。但面谈的时间快结束了，我问她是否愿意在一个月之后的常规面谈时间之前额外安排一次会面，她欣然接受了这个提议。然而，当她到来时，她决定做一个新的沙盘，而不是试图去重做前一个沙盘。

厄休拉的结束沙盘（见图34－7："完成"）和前一次的沙盘场景很相似：一群马沿对角线方向疾驰，穿过沙盘，要冲出沙盘之外，一个金发女郎骑在领头的马上。

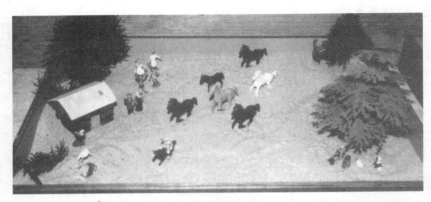

图 34 - 7

回顾沙盘图片时，厄休拉说：

当我在脑海中构想这个沙盘时，我仿佛看到一个金发女郎秀发飘飘地骑在马上。这是一种理所当然的良好感受。不需缰绳，也无马鞍。她骑马飞驰在路上——很明显，她能驾驭那匹马。这种感觉棒极了。

这是厄休拉的结束沙盘。做完这个沙盘之后，厄休拉告诉我，她可以在与女儿通电话时维护自己，不会因此而感到愧疚。这对她来说是一次胜利。接下来的一年里，她只和我面谈了 7 次。在一次约见中，我向她宣布我会在一年后退休。在接下来的一次面谈中，厄休拉宣布在那天她要结束治疗。她的自我已经足够强大，可以在我离开她之前先离开我了。

在回顾沙盘场景时，厄休拉看完了 10 个沙盘的图片后说："非常有趣！我不知道我当时说了那么多。我说得那么好，非常有意思！"她终于在称赞自己了！

第三十五章　埃米：感觉受困，感觉愤怒，感觉强大，感觉自由

20 世纪 80 年代初期，我注意到我的心理分析实践中出现了一种新现象。一位又一位女士来到我的办公室，她们说："我感觉自己身上有一种从未有过的力量。"这一现象似乎突如其来地发生，又似乎一直在发生。对于这一力量，她们既感到兴奋，又感到恐惧。接下来会发生什么呢？她们很难明确这种力量到底是什么。它并不是她们渴望从他人那里夺取的力量，它也不是破坏性的。它似乎是一种特殊的"女性力量"，在翅膀下蛰伏了许久，帮助她们实现自己的自由，去感受愤怒与仇恨，同时也感受关心与爱的自由。女性终于能够主张其全部范畴的情感，即使是阴暗的女性特质如恶魔般的情感。这样的体验又带来了力量和效能的新感受。

我想先简单考虑一下两种区分：区分敌意与愤怒；区分体验愤怒与表达愤怒。敌意一般而言是一种长期的、未聚焦的状态，愤怒则表现得更为激烈和集中。一个有敌意的人是一个痛苦的人，有可能公开地表现出愤怒，也有可能不表现出愤怒。但一个愤怒的人，在当下，或在某几个时刻，已经准备爆发，或实实在在地爆发。

在 1976 年召开的一次会议上，玛丽·路易斯-冯·弗朗兹（Marie Louise von Franz）被问及，对于愤怒，她会做些什么，或大家应该做些什么。她回答道："有分寸地表达。"愤怒，应当充分地去**体验**，但要有分寸地去**表达**。做到这一点并不容易。正因为如此困难，愤怒经常被压抑，只能以无意识的方式发泄出来，有时甚至是在失控的状态下发泄出来。经常出现的状况是，愤怒首先必须以猛烈爆发或非常笨拙的方式表达出来，我们才能内在地体验到。当来找我治疗的人正处于这个阶段时，它确实像是一个阶段，我常常祈祷他们周围的人不会对他们进行严厉的惩罚来报复他们，这会导致他们不仅压抑外在的表达，而且压抑内在的体验和感受。我把它比作穿越声音的屏障。一旦你穿过这道屏障，越来越接纳你自己愤怒的感受，你就能发展出一些方法，有分寸地表达

你的愤怒，正如冯·弗朗兹所建议的那样。

这又带来了另一个问题：如何接纳来自他人的愤怒？对他人愤怒的接纳取决于倾听：真的在倾听，并且听到了，同时努力做到共情。尝试着设身处地。尝试着感觉他们正在感受什么。不单单是愤怒，还包括引发愤怒的其他所有感受。

但是，接纳愤怒与忽视愤怒并不是同一回事。心理学家们经常或至少在过去经常建议父母在孩子们大发脾气的时候忽视他们的愤怒。佛教禅宗论及把愤怒和憎恨转化为爱，两个人的共同发展建立在接纳他人的愤怒基础之上，不因愤怒而惩罚他们。

但是，表面上表现得似乎在忽视愤怒，只会加剧内在的愤怒。让他人知道，他们愤怒的表达是有效的，你已经感受到了，通常会很有益处。如果伤害了他人，又试图让他们觉得自己完全没有受伤，这令人极度愤慨、感觉备受侮辱。最可怕的事情莫过于你试图伤害他人，令其完全崩溃。你的人性让你感觉受到了伤害，你的力量能支撑你不至于崩溃。

现在，我已经把自己逼入了死胡同！我一方面说我们应该充分体验我们自己的愤怒；另一方面又说你不应该用自己的愤怒来面对他人的愤怒，你应该倾听他们、共情他们。这样说吧，我认为两种体验都有力量感：第一种体验是充分感受你的愤怒，可以表达出来，也可以不表达；第二种体验是试着去共情，以转化你的愤怒。记住这一点有时会有帮助：愤怒通常来自对他人真正的关心。伴随着愤怒或随着愤怒而来的是一种力量感，可以用于促进一个人所期待的改变。我们可以从陷阱中出来。

一位女士，我称之为埃米，她做的系列沙盘场景展示了这样的顺序：感受受困，感受愤怒，感受强大与感受自由。

埃米30多岁，她21岁大学毕业，几年之后结婚。当时，在一次体检中，医生发现她体内有一个恶性肿瘤。癌症通过手术成功治愈，没有复发。

埃米来到海湾地区，准备花几周的时间和我一起做沙盘游戏。她已经与一位分析师工作了两年多的时间，此次她短暂中断治疗来见我。我们一周安排两次会面，共三周。

就是在和埃米一起工作的时间里，我第一次认识到，跟踪沙盘中摆放沙具的先后顺序会有特别的意义。这一发现引导我发展了我所称的"顺序分析"。为了说明"顺序分析"如何工作，我会按照埃米在沙盘中摆放沙具的相同次序来探讨。

在她的初始沙盘（见图 35 - 1："斗争"）面谈中，埃米触碰并抚摸了干湿两个沙盘里的沙子，评论道："两个都感觉很整洁。"她在干沙盘的下方中心位置放了单独一块绿松石，然后从那儿开始继续放入沙具。

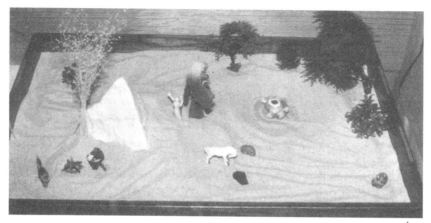

图 35 - 1

一个黑衣女子和碗的碎片（沙盘左下方）：

埃米说这个女人让她想起她做过的一个梦：

> 一个女人坐在一些碗旁边。女人告诉她碗里盛着东西。埃米问她盛了什么东西，女人拒绝告诉她，说埃米要自己去发现。埃米愤怒地砸碎了其中一只碗。

沙盘中的女人平静地看着埃米从地上捡起来的碎碗片。埃米说，对于她砸碎碗的冲动，这个女人表现得非常有耐心。这是一个接纳愤怒的例子。埃米需要把愤怒发泄出来，需要有他者（既是外在的他者，也是她内在的他者）来接纳她的愤怒。

白色的珊瑚金字塔（沙盘左侧中心位置）：

三个面，加上一个尖顶——金字塔是强大稳固的男性特质象征。如雪一样的白色质地暗示着冷酷——男性特质的冷酷，而它的大小与稳固程度则暗示着男性的力量。摆下老妇人的沙具之后，紧接着摆放白色的金字塔，这一顺序暗示着一种补偿的过程：从女性特质到男性特质。

火（在女人旁边）：

火的温暖是冷酷的对立面，这是第二个补偿性的顺序：从冷到热。

一小块黑曜石（沙盘下方中间位置）：

这块黑曜石在大小和颜色方面都与由来自大海的珊瑚制成的白色大金字塔相对立，但它的外观同样是又冷又硬。黑曜石来自火山，是火造就出它的坚硬。于是，我们有了更多的对立面：火对水、大地对海洋。

恶魔沙具（沙盘中间）：

埃米问了我关于这个沙具的故事、我是怎样得到这个沙具的。我告诉了她。也许在把这个令人不安的沙具放入沙盘后，她需要这种实实在在的分享，以再次确认这一治疗性的神圣空间。

陶瓷海龟（沙盘中心位置右侧）：

我们言语交流后，埃米看上去放松了许多。她把沙子推开，露出了沙盘的蓝色底部，做了一个水池，把一只陶瓷海龟放入水中。海龟水陆两栖，因此表征着水与陆地之间的联结。

白马和灰色的玛雅神（沙盘右下方）：

白马位于绿松石和黑曜石之间的小路上，它朝着玛雅神走去，似乎要开始它的灵性之旅。埃米说，马的头是低下来的，以表征"对玛雅神的崇敬"。

两个摔跤手（沙盘左上方）：

在与玛雅神呈对角线位置的地方，埃米放上了一个陶土雕像，是两个人在搏斗。她说这让她想起在她的早期的分析中，她一直在与什么做斗争。多拉·卡尔夫指出，放在对角线末端的相对立的沙具，通常表征着一个人当前正在挣扎痛苦的问题。这里，埃米似乎因自己的愤怒以及她对灵性的渴求而挣扎痛苦，愤怒是糟糕的，渴求灵性则是好的。

卡莉（沙盘左下方）：

印度的女神卡莉既创造也毁灭。埃米说："卡莉表征着愤怒和力量。"当埃米感到愤怒的时候，她也感觉很有力量。

树（沙盘右上方）：

她在与卡莉神相对的角落里放上了树。她评论道："你没有真正的树——没有真正的绿色生命。我必须解决这个问题。"她已获得了足够的力量，能够对我的沙盘材料加以批判。

双手高举的女孩（沙盘中心位置左侧）：

埃米说："女孩是卡莉的对立面，她很善良，但很柔弱。"

隐藏在树林中的玻璃龙（沙盘右上方）：

无意识中带有原始力量的事物已经准备好，随时可供取用。

女神可怕而强大，之后是成长的感觉（树），它们汇聚在一起，能让埃米表达她的敌意（对我收集的沙具进行批评）。之后，善良而柔弱的女孩出现。愤怒力量强大，却是坏的；善良却是柔弱的。埃米一直在与这些矛盾心理做斗争：她想要变得强大，但并不糟糕；她想要变得善良，但并不柔弱。

在接下来的沙盘（见图 35－2："感觉受困"）中，埃米一开始围绕一个中空的洞口做了一个半圆形的山脊，中空的部位带着一个小小的水池。

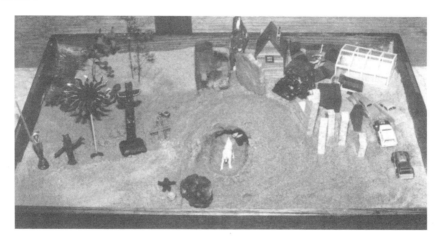

图 35－2

洞（沙盘中心位置）：

埃米把沙中的这一形状描述为"一个山洞，里面有水，还有可供逃生的洞口"。

拿着碗的碎片的老妇人（在洞里）：

埃米把梦中出现的老妇人放进了洞里，在水边。她又加上了石头，她说："这对我来说是一个教训。我要用这里提供的沙具，而不是想要这里没有的沙具。"又是在表达对我的消极感受。

玻璃温室（沙盘右上方）：

受到保护的成长可以发生的地方，但里面是空的。

被围起来的跳舞的女人（沙盘右上方）：

埃米后来告诉我，她小时候在果园里长大，生活在城市里，感到很受困，快要窒息了。

一团灰色的物质（沙盘下方中心位置）：

埃米说这是她的肿瘤的象征。后来，她指出，这团物质的大小和形状与洞的入口相同。她感觉，切除了肿瘤是开辟了一条通往她内在资源的道路。

白马（正在进入洞中）：

埃米说马"携带着旅途的能量"。

5个宗教象征（沙盘中心位置左侧）：

这一组神圣的象征包括圣母玛利亚、女性树神、太阳、图腾柱和一个雕刻的金色十字架。

一个断了一条腿的人，抱着一个婴儿（宗教象征后面）：

埃米评论说："这是一个很好的地方。它是受保护的，他们可以朝外看，但其他人不能往里看。"宗教象征把这个断腿的人和婴儿遮挡起来，保护他们不受侵犯。

树叶（沙盘左上方）：

这是埃米当天早上自己捡的。树叶是淡红色的，像一棵开花的树。

蓝眼睛的黑熊（沙盘中心位置左侧）：

对埃米来说，它是"一个有益的崇拜物"，也许是魔法力量的源泉。

带有宝石的海龟（中心左侧）：

海龟正要从山洞的左侧进入洞里。埃米说这只龟是"一个有自体象征的崇拜物，珠宝在它背上。它要把珠宝拖进去藏起来"。

小汽车、救护车、装卸卡车（沙盘右侧）：

这些车都来"帮助那个跳舞的人逃出来"。

大理石柱子（沙盘右侧）：

她用了6根不同的大理石柱子来表征城市里的摩天大楼，把那个跳舞的女人和她自己围困起来了。

在这幕沙盘场景中，埃米与生俱来的女性特质被约束、被困住了。然而，当肿瘤被切除时，一条从洞中逃走的道路被开辟出来；营救的交通工具、有魔法的崇拜物和神圣的白马都已准备好来帮助她。死亡——至少是残缺——与诞生并存，被灵性的事物抱持和保护着。

在制作下一幕沙盘场景（见图35－3："感受愤怒"）时，埃米问我："你增加了沙具吗？"这与之前对我收集的沙具批评挑剔的话语截然相反。

干树叶：

又是埃米当天早上自己捡的。

为沙子塑形（中心位置）：

埃米在沙中做了一个小洞，有点像山洞的出口。然后，她又挖了第二个洞，还挖了从洞到沙盘左上角和右下角的沙槽。

放在洞顶上的露齿的动物（中心位置）：

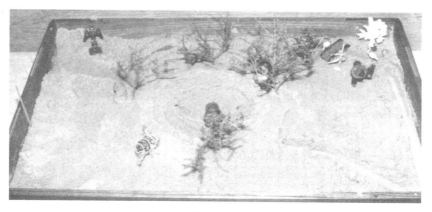

图 35 - 3

这个沙具看起来像一个动物花瓶或者一个烛台，手柄是尾巴柄形状。埃米说它是"神秘的、原始的"。这是我收集的沙具中用到的次数最多的沙具。一位女士曾经说，对她而言，这个沙具表征着狂怒，夹杂着一种内在的空虚感。这个非常特别的、像露出牙齿的动物的沙具，其宝贵之处在于它表征了内在的空虚感，同时伴随着愤怒的牙齿的露出。对于空虚的愤怒被表现出来了。

一个带有獠牙的陶土人像（中心左侧）：

埃米描述它是一个"自发地变得像小孩一样的妖怪"。

抱着孩子的女人（沙盘中心的右上方）：

埃米说："我这样做时，很难过。我觉得这儿应当有个男人，但我没有发现合适的。"

像歹徒一样的男孩（起初放在沙盘的左下方，后又移至中心右侧）：

她起初把这个举着炸弹的男孩放在了左下方。她说："我感觉被卡住了。他非常愤怒，他想要炸掉这个世界。"她把自己的愤怒与男性和力量联系在了一起。

当人们说他们被卡住了的时候，我知道在沙盘游戏的过程中，有一些重要的事情正在发生。埃米起身要离开，又停下来了。她回头看了一下，说："我需要一个强大而智慧的男人。"她把男孩移到了沙盘中心的右侧，把一头饰以亮片的大象放在沙盘的左下方。她补充说道："我不能将他去除。"她是对的！她不能去除她的愤怒，不管她有多么害怕它。她没有埋葬那个带炸弹的男孩，或者说没有压抑愤怒。他仍然在那儿，不过现在他已不处于沙盘的中心位置，而是偏到了旁边。

跳舞的女人（沙盘右上方）：

之前那个跳舞的女人被困在了城市当中，这次埃米把她放在了手持炸弹的愤怒男孩的旁边。

小溪（沿着沙盘的右侧边框）：

水是流动的，她不再被卡住了，不再受困。

桥（沙盘右上方）：

这是埃米第一次使用桥的沙具，她正在建立联结。

繁花盛开的树（沙盘右上方）：

"那真的很漂亮，一棵樱桃树！"她感觉好多了。

戴王冠的青蛙（沙盘右上方）：

青蛙通常象征着转化。在生物学上，蝌蚪转化成青蛙；在童话故事当中，青蛙转化成王子。

青铜战士（手持炸弹的男孩的旁边）：

这位英雄般的男性面朝着远离那个愚者般的（trickster）男孩的方向，那个男孩带着爆炸式的愤怒。

这个沙盘中出现了更多的连续性和流动性。这里有空间去容纳男孩潜在的男性特质的爆炸式的愤怒，也有空间去容纳露出牙齿的空虚的动物/女人的女性特质的愤怒。怀抱孩子的女人不再是残疾的，那个跳舞的女人也不再受困。

当埃米开始创作下一幕沙盘场景（见图 35 - 4："感受强大"）时，她抱怨说沙盘里的沙子不够多。我从另外的沙盘中倒了一些沙过来。她说："我可以假装沙子少一点没关系，不过多点会更好一些。"我回答

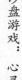

沙盘游戏：心灵的默默耕耘

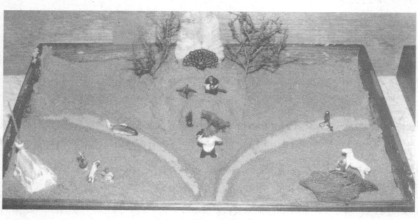

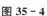

图 35 - 4

道："你知道吗，如果你确实需要更多的沙，我会拿给你。"后来，我想我应该任由她抱怨，而不是尽力帮她改善。但是，在回顾沙盘场景时，埃米说，她已感觉到我的回应，表明她的抱怨可以被听到，而且可以促成改变。就像那个智慧的老妇人，并没有否定打碎碗这个举动，也没有做出评判，而是接纳了女孩的愤怒，在碎片没有被拼在一起之前，捧着这些碎片。

小溪（从两侧到中央）：

埃米给沙子塑形，造出从沙盘的每一侧流到下方中心位置的小溪。

椭圆形的白色珊瑚（沙盘上方中心位置）：

埃米起初又把那个表征男性特质的、由白色珊瑚制作的金字塔放入沙盘中，但之后又用另一块珊瑚取代了它。通常人们认为这块珊瑚的形状有点类似女性的阴道。这一顺序再次暗示了一种补偿性的动作：从男性特质转向基本的女性特质。

孔雀（背对珊瑚）：

孔雀通常被视为转化的象征。在神话故事中，孔雀能把毒药转化成帮助治愈的药物。

公牛（靠近沙盘中心位置）：

公牛是另一种强有力的男性特质的象征，又一次被从沙盘的中心位置拿开。

女孩和鸟（中心位置的底部）：

埃米将这个沙具与她小时候常做的噩梦联系在一起。梦中，她被单独关在一个很大的房间里，她会想象有一只巨大的鸟儿飞过窗户。她记得自己既感到害怕又觉得很愤怒。埃米当前出现的对受困的恐惧与类似的童年时代的恐惧联系在了一起，两者都与愤怒有关。

拿着破碗碎片的女人（中心位置的上方）：

这个人物已经第三次出现，火的温暖能量又一次出现在她附近。

青铜战士：

埃米在前一次沙盘游戏（见图 35-3）中把这个英雄人物放在手持炸弹的男孩旁边。这一次，埃米说："他必须直面公牛。"于是，她让公牛面对着他。

这里有一个四位一体的象征：青铜战士表征着原型的男性英雄；公牛表征着本能的男性能量；手捧碎碗片坐着的女人表征着"智慧老妇人"的女性原型；火表征着一种元素，也许是女性的能量形式。男性特质的发展没有以牺牲女性特质为代价——两者都得到了发展，彼此之间是平衡的。

吹喇叭的男孩和白马（沙盘右下方）：

埃米悉心观察了一下沙盘，说："马和男孩需要在一起。"白马的灵性/本能的特质需要与年轻的男孩演奏者积极的男性特质的情感结合在一起。男性特质变得越来越分化，不再只是与愤怒和力量联系起来。

青铜美人鱼（沙盘右侧的中心位置）：

美人鱼一半是人、一半是鱼，她把人和本能结合在一起。一定程度上，她可能和青铜战士有联结，他们都由青铜制成。

抱着玩具熊的红衣女孩（沙盘的左下方）：

"我过去有一只玩具熊。"这是积极的童年回忆，与关于噩梦的消极的童年回忆形成鲜明对比。

康沃尔郡瓷马（沙盘的左下方）：

"它看上去很温暖"，她又在表达一种积极的情感，这里是对提供庇护的母性的积极情感。

房子旁的白狗（沙盘的右下方）：

埃米说，狗"就应该在那儿"，在房子旁边。狗本能的能量应该与房子的女性特质的温暖相联结，就像白马的灵性/本能的能量与吹喇叭的男孩的男性特质的情感相联结。

把手放在臀部的小女孩（沙盘右下方）：

"她也想待在这儿。这是那个不耐烦的我，想要那个智慧的老妇人告诉我更多，从而让过程进展得更快一些。"我一直以来不对沙盘进行解释，这让她感到很受挫败，但她渐渐能理解了。而且她能够认识到，她自己那个不耐烦的部分，并不一定就是消极的；它能够带来坚定自信，由此获得力量。

在这幕场景中，是男性能量与女性力量的交融。男性能量既有英雄的又有本能的：白马旁的吹喇叭的男孩、青铜战士、公牛。女性力量包括椭圆形的珊瑚、美人鱼、老妇人、不耐烦的小女孩、红衣女孩。埃米感觉自己已足够强大，可以在沙盘中直面她童年时的恐惧（噩梦），并在移情中挑战我。

这个沙盘的中心看上去像一朵正在开放的花苞。

埃米在开始做她的结束沙盘（见图35-5："感受自由"）时，又一次给沙子塑形。

水域（左侧底部）：

埃米把沙子拨开，做出一片水域，又在右上方堆起一座小岛。

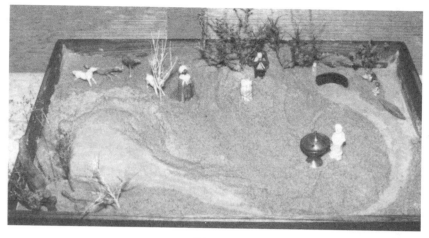

图 35－5

骨头制成的蓝眼睛的猫头鹰（沙盘上方中心位置）：

传统意义上，猫头鹰与智慧联系在一起。稍后，她又加上了一盏灯笼，表征意识与智慧结合在一起。

抱着小小婴儿的黑人（中央上方）：

埃米称这个黑人是"一个即将离世的老人，一位瑜伽大师，他在保护这个婴儿"。因此，在几个沙盘中出现的怀抱孩子的人物的顺序依次是：残疾人—女人—即将离世的瑜伽大师。

黄铜香炉（沙盘右下方）：

埃米把香炉的盖子打开，给香炉点了火。炽热的/愤怒的能量现在被神圣的炉子容纳起来了。它温暖而舒适，却没有危险。

蓝衣女孩（沙盘右上方）：

这是前一幕沙盘场景中想要知道更多的不耐烦的女孩，她有点藐视一切。

牧师（沙盘上方中心位置左侧）：

牧师是另一个宗教人物，在他之前出现过玛雅神，之后在这个沙盘里会跟着放进观音和希腊女神。

两匹白马和两匹蓝马（沙盘左上方）：

埃米说马在追随着牧师。"他们一起在旅途中"，这令人回想起她初始沙盘中出现的白马（见图35－1），正朝着玛雅神的方向开启旅程。

穿黄衣服的小女孩（沙盘右上方）：

这个小女孩是一个弱小的人，表征着善良的女性特质。

观音（沙盘右下方）：

观音是善良女性特质的神圣形式，是东方的慈悲女神、儿童的护佑者。

青铜的希腊女神（沙盘左下方）：

这位女神代表了西方的灵性的女性特质，正如观音代表着东方的灵性的女性特质。这个沙具被部分隐藏起来了，就像灵性的女性特质刚刚开始从无意识中显露出来。

雪松木（沙盘左下方）：

埃米把这块雪松木稍稍雕刻了一下，放入了沙盘。她说，这是"一位戴着主教帽子的女王"，在一个意象中结合了王室的女性特质与宗教的男性特质。

陶土船（中央右侧）：

埃米找我要了一些陶土，塑成了船的形状。在她早先的梦里，她打碎了一只碗，因为她从老妇人那里得不到她想知道的信息。现在，她想要一些东西，东西给了她。她可以做一个自己的容器了。

在这里，愤怒的能量随时可以利用，但是已经被装到了香炉这一神圣之处。埃米自己弱小的人性力量得到了积极的女性神灵力量的加持。她可以过桥去陆地上的任何地方，也可以乘那艘船去水上的任何地方。她不再受限制；只要高兴，她就可以独立地来来往往。她已经真正自由了。

结束沙盘的整体形状看起来像是一只天鹅，头和喙位于沙盘的右上方，尾部在沙盘的左下方。天鹅有着雌雄两种特征（它的长脖子代表阴茎；而身体是圆润的，具有女性特质）；它表征着男性特质和女性特质的统一。埃米把她自己这些之前被分离开来的部分汇聚在一起了。她可以强大，但不一定是一个坏男孩；她可以阴柔，但不一定是一个柔弱善良的女孩。婴儿，新生命，已经从即将离世的瑜伽大师的怀抱中奔向生活。瑜伽的第 8 个阶段，也是瑜伽的最后阶段，就是解脱。

第三十六章　艾美：共同移情

在沙盘游戏治疗中，我们会有独特的机会，通过代表病人和治疗师的沙具，观察沙盘中的共同移情。然而，来访者与治疗师之间真实的情感交流同样也很重要，不能忽视。沙盘中上演的共同移情和治疗室中体验到的共同移情，都是沙盘游戏过程中不可或缺的部分。

作为治疗师，有时候病人使用沙盘而非言辞或举动，来向我们表达他们关于我们的一些感受，我们可能更容易保持共情，因为我们对此产生的反应与防御不会轻易产生干扰。而且有时在沙盘游戏的安全氛围下，病人更容易去表达，同时去体验积极的和消极的移情。

为了说明共同移情与沙盘游戏场景之间的相互影响，我想展示一位叫艾美的女士所做的系列沙盘。

艾美来找我时已年近 50 岁。她的儿子已经长大，离开了家。她离婚了，独自一人居住。她在一位男性分析师那里接受了几年的荣格式心理分析。他们一起决定，艾美来找我做沙盘游戏治疗，同时继续在他那里接受心理分析。

对于艾美，我一见面就很喜欢，她让我想起了我最喜欢的阿姨。我在意识层面就认识到，这是我童年期拥有的情感的再现，是我这一方的真实的移情。

当艾美和我开始工作时，我告诉她 8 个月后我将退休。于是，我们总是在这一时间限定的条件下工作。在我即将退休的那一周里，艾美完成了第 12 个沙盘，也是她的结束沙盘。大概在做完最后的沙盘一年以后，我与艾美和她的分析师一起会面回顾沙盘。

位于艾美的初始沙盘（见图 36-1：“女人的聚集地”）的中心位置的是一口井。井的左侧是一个头颅硕大的老妇人，井的右侧是一个抱着孩子的母亲。沙盘下半部分有四个人物：一个双膝跪地的美洲原住民女人，手里端着一盘谷物；一个肩扛水罐的女人；一名男性的徒步旅行者；一个身着红衣的女孩，手拿枝条递给徒步旅行者。克里特岛的操蛇女神站在沙盘的左上角，在一些树的后面。魔术师梅林站在她的下方，靠近两块石头。一条小溪从沙盘顶端的树旁开始，流经那口井，流到沙盘的右侧。

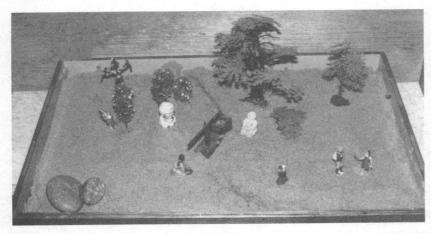

图 36－1

艾美把第一个女人放进沙盘中时，说道："我感觉自己很依恋这个老妇人。"她还问："她有完整的身体吗？"接着，她很快放入了抱孩子的母亲。我是思维型，艾美则主要是情感型。因此，也许那个头颅硕大的老妇人表征的是我——一个"思维型"的或更多使用"头脑"的女人；抱孩子的母亲则表征着艾美——一个"情感型"的或更多使用"身体"的女人。在回顾沙盘图片时，我们也注意到那个大头的老妇人掌管着那口井，如同治疗师主导着从病人的无意识中涌现出来的内容。

这个沙盘，艾美称之为"女人的聚集地"，把她内在具有的女性特质的各个面向都汇合起来，但她并没有在生活中充分表现出这些面向。艾美的分析师在我们共同回顾沙盘图片时指出，操蛇女神表征着来自地府的女性力量和权力。这个沙具是黑色的，部分隐藏在树中。他补充说，艾美在那时还没有发现自己的力量。小溪两岸的女人都在提供滋养，有谷物，也有水。女孩正在把东西递给那名男性徒步旅行者。大头的妇人经常被看作代表"智慧老妇人"。所有这些女性的各种可能性——强有力的、滋养的、与男性产生联结的以及智慧的——都在初始沙盘中聚集在一起。

梅林是这幕场景中除了徒步旅行者以外唯一的男性。艾美一定是感觉到了在她的沙盘游戏过程中也需要一些魔法——一些男性的魔法。梅林也许表征着艾美当时对她的男性分析师的移情；也许她想带着他，一起进入这一新体验。

完成了大部分的场景时，艾美说："这个角落里还需要点什么。"于是她随意往左下角扔了两块石头。石头和岩石通常被视为神灵们的居处。据说彼得是一块在其之上修建基督教教堂的"岩石"。艾美也许感到了一种不受欢迎的、因此被部分压抑和否定的需要，那就是把她更为宗教性的或灵性的那一部分活出来。

在回顾沙盘场景时，艾美回想起完成这个沙盘一个月后，她参加了一次巴赫节——这是她的追寻的开始，她要找到与教堂之间全新的联结。就在对她的沙盘场景进行回顾的这一年，艾美参加了复活节仪式，自孩提时她的母亲"一直用宗教来威胁她"起，这还是第一次。

完成初始沙盘 6 个月后，艾美做了她的第二个沙盘（见图 36 - 2："面对评判"）。艾美即将接受面试委员会的评估，以考虑她是否可以获得晋升；对于此次晋升，她一直急切盼望。

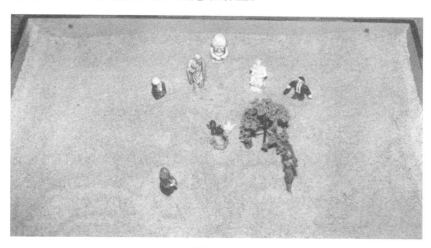

图 36 - 2

初始沙盘中出现的头颅硕大的老妇人，这次被放到了沙盘上方的中间位置；四个男人围成半圆形，站在她的前面。初始沙盘中也出现过的双膝跪地的美洲原住民女人，位于他们的下方，处于沙盘场景的中心位置。在她前面躺着一黑一白两个婴儿。她右侧有一棵繁花盛开的树，有一尊小佛像隐藏在树下。一位伊特鲁里亚女神或女祭司站在佛像附近。沙盘的左下方，一名日本的僧人正在吹笛子。

完成这个沙盘后，艾美说，老妇人让她想起我一直在观看着沙盘场景；而和两个婴儿在一起的双膝跪地的美洲原住民女人，就是她自己在面试委员会面前的样子。吹笛子的僧人正在"自报家门"。艾美明白，这种非常特殊的僧人不会乞求，而是会吹笛子，这样大家就知道他在那儿，会出来给他提供食物。双膝跪地、带孩子的美洲原住民女人和吹笛子的日本僧人都是依赖他人的人物，希冀引发他人对自己的照顾和关怀。只有在摆放了这些期望获得照顾的人之后，艾美才能在沙盘里加上四名评判者。因为只有这样做了以后，艾美才能忍受被评判的体验。最后，她评论说她不想过于谦卑，于是在那棵繁花盛开的树下放了一尊小佛像。

在回顾沙盘场景时，艾美认识到在面试委员会面前她表现得过于谦卑了。在她接受面试的时候，她应该带着那位出现在初始沙盘中、能够赋予力量的操蛇女神。她的分析师也认可这一点：艾美需要更为强大的女性特质的力量与能量，来帮助她坚守自己的立场。

艾美的下一个沙盘（见图 36-3："与深层的女性特质重建联结"）聚焦于希腊的大母神。这位大母神站在位于沙盘中央的小山的山顶上，四周被贝壳和海星环绕。在沙盘下方沙与水交界的位置，有另外两只贝壳。

沙盘游戏：心灵的默默耕耘

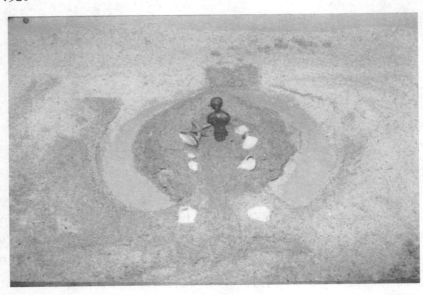

图 36-3

这是一幕以水为主的场景，没有人类出现，表征着一种心理的沉降（psychological descent）。艾美面对面试委员们时经受了极大的压力，她不得不"下降"到心灵中不那么意识化的部分。她需要提升大母神的地位，予以珍视，与大海重新联结起来，以填补内心的空缺；两者都象征着深层的、与母性相关的无意识的不同面向。

数字"5"重新出现在这幕场景中：海星是五角形的，小山的两侧各有5个贝壳从上至下排列下来。"5"有时候指人的身体（一个头加上四肢；5根手指；5种感官）。这个沙盘中沙子的形状让我们两个人都想到了身体的部分：我把它看成一个头颅，而艾美认为它是一个子宫。在她的初始沙盘中（见图36-1），位于沙盘中心位置的沙具是一个头颅硕大、占据了身体大半部分的女人，还有一个生了孩子的女人。在那幕场景中，头颅和身体、思维和情感、逻各斯和爱洛斯都被清晰地分隔成对立面。而在这个沙盘中，通过单独一个沙盘意象，它们汇集到一起；这个沙盘意象既是头颅，同时也是子宫。

在我们三人一起回顾沙盘场景时，艾美告诉我们，尽管那时她并不知道自己没有获得晋升，但她还是因面试的体验而有被贬低的感受；她很感激我在面谈的时候就此事与她详细探讨。基于我们的言语交流给她带来的真实体验，积极的移情得以汇聚；而之前，积极的移情更多基于她对我投射的期待，她希望我会像"智慧老妇人"原型一样，而不是以我们当前一起体验的现实为基础。

艾美做下一个沙盘（见图36-4："英雄和龙"）的前一周，我们对预约的安排产生了误解。艾美早上到来，那时我有其他的预约，没有见她，而这也导致当天我有一个小时的工作时间没有排满。于是，艾美做这个沙盘的那次面谈刚开始时，我迟到了大约10分钟。

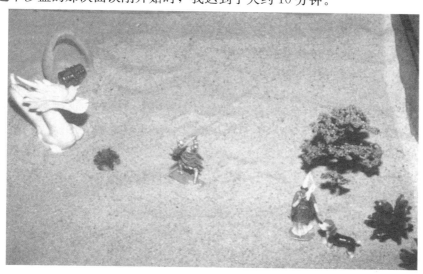

图 36 - 4

走进沙盘室后，艾美站在干沙盘前，盯着架子上的沙具，足足看了10分钟，然后拿下一条白色的龙，放进了沙盘的左侧。她在龙的旁边先放了一堆小小的篝火和一个挥着剑的战士，接着在位于龙的上方的岩洞里放了一个宝藏盒。然后，她在沙盘的右下角放了另一组沙具：王后和她的狗、一棵繁花盛开的树和另外两棵小树。

艾美上次等了我大约10分钟。于是，这次开始往沙盘里放沙具之前，她在沙具架前站了大约10分钟。我想这是一种无意识的报复，互不相欠。她可以惩罚我，实实在在地惩罚我。她不得不等我，我也不得不等她。

接着，艾美第一次在沙盘里放入了充满攻击性的沙具。虽说她选择的那条白龙是比较温良的东方之龙，而非西方喷火的龙，但这也是表现攻击性的开始。而且附近有火堆，同时还有士兵和宝藏。艾美为了赢得宝藏，必须与龙搏斗，因此需要拥有这种英雄般的男性能量。在描绘了这场男性特质的戏剧之后，艾美在沙盘中能够体验到更温柔的女性情感，包括温柔体贴（王后和她的狗）和繁衍后代（繁花似锦的植物）。

当我们三人一起回顾沙盘场景时，艾美告诉我们，她根本不知道为何做了这样一个沙盘。我提醒她，我们误解了前一次预约的时间，然后这一次我又迟到了，她记得有这么一回事，但并没有感觉愤怒的意识层面的记忆。然而，从沙盘中沙具的摆放顺序来看，在某种无意识的水平，她似乎知道，如果能利用愤怒的力量，就可以找到部分隐藏在山洞里的珍宝。

接下来的一次面谈中，一开始，艾美谈到了她的姐姐和她们之间的纠葛。为了回应，我提到了自己的姐姐，于是我和艾美一起抱怨我们各自的姐姐。我以前从未和艾美谈及我个人的事情。也许我因前一次面谈时迟到而尽力做出一些补偿。

接着，艾美把双膝跪地的女人放进了沙盘（见图36-5："得到宝藏"）。她又评论说："她看上去总是那个最像我的人。我不知道为什么。"她打开了她在之前的沙盘场景中曾用到的宝藏盒，发现她之前放进去的硬币和水晶都还在里面，感觉开心极了。艾美觉得我很重视它们。她把水晶从盒中取出，把水晶和宝藏盒一起放在女人身旁，就在沙盘的中心位置。她仔细地用一条金链穿起宝藏盒的钥匙，绕在女人的脖子上，还绕在打开的盒子以及水晶上。

最后，艾美在沙盘的左侧放入了一位女性的树神。这个沙具与转化有关。有这样一个故事：一棵树变成了一位女神。而在另一个神话当

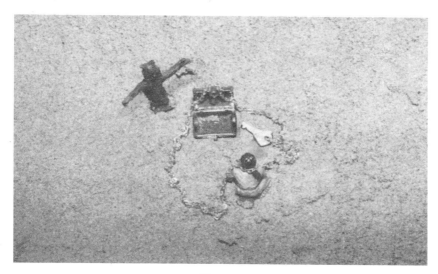

图 36 - 5

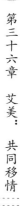

中，一位女神变成了一棵树。

在回顾沙盘场景时，艾美的分析师评论说，为了获得珍贵之物，有时候你必须披荆斩棘，有时候你又必须接受他人的馈赠。艾美在她的沙盘游戏的场景中体验到了获得宝藏的两种方式：男性特质的具有攻击性的方式——为宝藏而与龙搏斗；女性特质的接纳的方式——有人给了她所需的钥匙，可以打开宝藏盒。

艾美对我感到极其愤怒的时候，创作了为宝藏而战斗的沙盘场景，她有着更为消极的移情感受。当她感觉和我更亲近时，她创作了那幕接受宝藏盒的钥匙的沙盘场景，此时她有着更为积极的移情感受。我肯定并没有计划这样做——不会去计划，也不可能计划好。这一沙盘场景的顺序是共同移情的一个范例，也是共同移情在沙盘游戏的过程中自然运作的良好范例。

艾美的结束沙盘（见图 36 - 6："生命能量"）是在我退休之日的前几天做的。一条小溪从沙盘的右上方流下，流经中心处的池塘，然后流向右下方。池塘的中心位置放着一块石头。池塘附近，有一个手拿树枝的女孩和一个侏儒在交谈。沙盘的右侧有一棵繁花盛开的树和一座带水轮的房子；沙盘的左侧有一头奶牛和小牛犊，还有一排绿树。小溪边和池塘边都有一些绿叶和绿色的树。

一块石头，有点像初始沙盘（见图 36 - 1）中被随意扔进角落的那

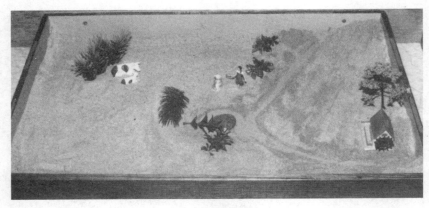

图 36-6

种石头，现在放在了池塘的中心位置；曾经被否认的宗教情感，现在处于被重视的位置。当艾美把女孩和侏儒放进沙盘时，她说："我感觉他们需要谈一谈。"她与无意识之间的对话正在进行。她能够更多地接触到自性。

初始沙盘场景中出现的人类的母亲—婴儿意象，现在以奶牛和小牛犊的方式，在更深的、更为本能的水平被体验。在初始沙盘中自由流淌的小溪，现在则开始用于劳作，能够带动房子旁的水轮，为生活带来生生不息的能量。

艾美的系列沙盘开始于我们之间相互的积极的共同移情感受。艾美和我都非常喜欢对方。我把自己对阿姨的积极情感移情到了她身上。艾美感觉自己对初始沙盘中的那位老妇人产生了依恋的感受，也许部分原因是她在我身上察觉到了"智慧老妇人"的原型。艾美还把我们不同的心理类型——思维型和情感型——在沙盘中分离开来，作为对立面来表征。后来，在艾美被面试委员会评判而承受压力期间，我给她提供了支持，这加深了她对我的积极移情。在接下来的沙盘场景中，她能把之前被分隔开的思维和情感这一对立面汇合并统一在一起。

接着却发生了关于预约时间的误会，导致我们既感愧疚又感怨恨："我弄错了；不，是她弄错了。"我付诸行动，我迟到了。而艾美也让我等她，以牙还牙。在沙盘中，她通过创作一幕极具攻击性的场景来演绎这种消极的共同移情，同时又看到了那若隐若现的宝藏。接下来，我们谈到了我们的姐姐、我们的阴影。这让我们再一次关系紧密。在接下来的沙盘场景中，艾美接受了钥匙，打开了宝藏盒。于是，在沙盘游戏治

沙盘游戏：心灵的默默耕耘

疗受保护的环境下，艾美同时体验了积极的移情和消极的移情，能量得以释放。在结束沙盘里，她的生命之溪中源源不断的流水，可以被水轮利用，用于外在世界的生产创作。

弗德汉姆曾经告诉我，他不喜欢在治疗时采用沙盘游戏，因为他希望病人在移情中直接从他身上看到女巫，而不是通过沙盘里的某个沙具。但是，沙盘游戏并不排斥从治疗师身上看到女巫。艾美认为我亦善亦恶。她在我身上，同时也通过沙盘中的沙具，既看到了天使，也看到了女巫。如果针对女巫的愤怒，是在治疗的神圣空间的安全氛围下体验到的，并具有增强力量、赋予权利的作用，就可以获得宝藏。

第三十七章　黛比：为面对死亡做准备

黛比打电话来预约时间，她说她想找我进行沙盘游戏治疗，因为她最近被诊断为罹患肺癌，被告知活不过两年。她想做沙盘游戏，为面对死亡做准备。我发觉自己感到有点害怕。我曾读过简·惠尔赖特（Jane Wheelwright）的著作《一位女性之死》（*The Death of a Woman*，1981），我非常钦佩简可以"一直陪伴"她的病人萨莉，萨莉同样死于癌症。简能够接纳萨莉的愤怒和狂躁，感受她的悲伤与绝望，最终见证萨莉的生命日渐枯萎直至死亡。我不知道自己是否也能以这种方式去陪伴他人，是否能根据他人所需和所求来行事。我无须担心，因为黛比并无所求，她的付出多于索求。

第一次约见时，黛比告诉我很多关于她自己的事。她 60 岁，来自一个完整的家庭，有一个妹妹和一个弟弟。她的母亲希望黛比能像她妹妹一样活泼好动，但黛比不是这种类型的人，她是个"书呆子"，热爱学习。黛比的弟弟也热爱学习，黛比的父亲以此为荣，他让儿子上了大学和研究生院，从事专业工作。但他认为女孩不应该接受太多的教育。他让黛比上了中学，再上了那时所谓的两年制的"师范学校"。毕业后，黛比获得了教师资格。

黛比在学校里教了一段时间的书。后来，21 岁那年，她初次恋爱并结婚。但她的婚姻并不幸福。黛比与丈夫毫无共同之处，性生活也不和谐。黛比认为性生活方面的问题完全是她造成的，因为她的丈夫毕竟接受过分析，所以不可能是他的问题。她多次陷入抑郁，过度吸烟，酗酒，甚至有一次吞食了大剂量的安眠药。她知道自己需要接受心理治疗，但她丈夫根本听不进去。他不想让自己的同事知道他有一个需要接受心理治疗的妻子，特别是需要性方面的治疗。这段糟糕的婚姻维持了25 年，他们的儿子 20 多岁时，黛比提出了离婚。

获得离婚的赡养费后，黛比确实接受了心理治疗。她找了荣格研究院的一位女性候选分析师，做了将近 4 年的分析。后来，她结束了分析，因为按她所说，"钱花光了"。她也认为她准备好停止治疗了，因为她的许多问题已经消除，她不再抑郁发作，并且戒除了烟酒。

过去的这几年，黛比过得还算满意。她独自住在自己的家中，房子带花园，家中还有很多书。她会写诗。尽管离婚后她没有与某个男人建立真正的关系，但她有很多女性朋友。她和儿子儿媳们相处得也很好。唯一令她苦恼的事情就是她没有工作。她觉得她应该有"报酬丰厚的工作"，但是除了写诗，她对其他都不会真正感兴趣。而诚如她所说，写诗赚不到什么钱。

几个月前，黛比为假期旅行做准备，发现一直咳嗽，总是好不了，于是去看医生。医生怀疑是肺癌，建议她做进一步的检查。黛比推迟到旅行回来以后才去做了检查，结果显示她的确患了癌症，开始是右肺，现在已扩散到左肺和淋巴结。医生告诉她没有希望治愈。他们可以帮助她减轻痛苦，但她会在两年之内离世。

黛比说她来做沙盘游戏，是为了"梳理好所有事情，为死亡做准备"。我问起她的宗教信仰时，她说她猜想自己可能是一个不可知论者。小时候，父母曾带黛比去一所新教主日学校。后来，她反过来也会时常带自己的儿子去教堂。但黛比从来都没有真正"信仰过"。然而，她对宇宙总是心存敬畏。

我建议黛比在我这里接受沙盘游戏治疗的同时，再找一位男性精神科医生兼分析师与她进行几次面谈。我想让这位同事在我离开时做一支后备力量，同时我也希望有一个我所认识的人跟踪她的药物治疗。而且，这位分析师本人也是战胜了肺癌。黛比并不喜欢我让她找一位男性分析师的想法，但她还是接受了我推荐的人，建立了令人满意的联系。

我们的治疗关系跨度为 21 个月，这期间黛比来我这里的次数为 20次。她选择是不要每周都来。很明显，从一开始，她就不想让自己太依赖他人。在 20 次的面谈中，黛比一共做了 14 个沙盘。

在讨论黛比的沙盘时，我不打算明确所有的细节，也不想解释整个沙盘。我会跟踪在进程中沙盘自发呈现的一些特定的主题。回想起来，我发现这些主题包括：

（1）应对被宣判死期。在获得她想要的治疗时，她就已经开始应对死亡了。但是，最初她在讨论她的癌症时，几乎没有流露出任何情绪。

（2）转变她对父母（均已过世）的消极意象。

（3）对前夫以及未得到解决的性方面的问题的怨恨逐渐减少。

（4）作为女性，在面对男性时的自卑感逐渐减少。

（5）减轻她因为不工作而产生的愧疚感。

（6）缓和她关于依恋/分离的冲突（这是她在共同移情中一直处理的）。

（7）在缺少有组织的宗教的帮助的情形下，与另一个世界产生联结。

综观黛比的初始沙盘（见彩色沙盘13），给人的整体印象是明显存在内部区域和外部区域。内部区域里有许多树和动物，而四周的外部区域则几乎是空荡荡的。想起黛比来做沙盘游戏是为了准备面对死亡，我想热闹喧嚣的内部区域可能表征着生命，而几乎空荡荡的外周则可能表征着死亡。在创作这幕沙盘场景快要结束的时候，黛比在沙盘的右下角放了一座红色的桥，把内部区域和外部区域联结在了一起。在这个初始沙盘中，她似乎尝试着在已知的生命和未知的死亡之间建立一种联结。

在这个沙盘中，除了桥之外，还有其他联结物。右下方那条镶了珠子的蓝色的蛇，频繁地出现在后期她的许多沙盘中，好像在朝着桥的方向前行，似乎它将第一个开始从生命跨入死亡。海星（彩色沙盘13里看不到）生活在海洋里，却有星星的形状，可能也表征着水与天之间的联结。

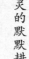

沙盘里还有两只海龟：一只陶瓷海龟位于沙盘的顶部，跨在小溪上；一只小一些的褐色海龟位于沙盘右侧，几乎藏在一棵树的后面。海龟是对立面最恰当的联结者。它们的身体象征性地统一了两个对立面：男性/女性，形如阴茎的头和脖子表征着男性，而圆形的龟壳表征着女性；天空/大地，圆顶表征着天空，下面方形的腹甲则表征着大地。

龟还是长寿的。能活到100岁的龟并不是不常见，而在中国人看来，龟能活上3 000年。这肯定已经接近不死之身了。也许黛比在沙盘里使用海龟的沙具，是想竭力否认自己的死亡。或者，也许她使用海龟是暗示着某种不朽。

我们看到一些其他的意象，暗示着自发的再生或治愈，与对永恒丧失的否定相一致，或与感觉到转化的某种可能性相一致。蛇正在路上，想要跨越桥梁，通常象征着更新，因为它经常要蜕掉它的皮，长出新皮。位于蛇的左侧的孔雀在一些文化中被认为是永生的，因为它的肉腐烂得很慢。此外，在炼金术和早期的基督教教义中，孔雀都是复活的象征。在沙盘底部小溪中的螃蟹和海星都能使它们的部分肢体再生。螃蟹，在西方十二宫图中是"癌症"的标志，它在生长的时候会不断长出一个新的壳来容纳它日渐增大的身体。而海星的腕如果断了，也会再长出一个新的。

就在两棵细长的树的上方，沙盘的中心位置，放着一架黑色的纺车。纺车的右侧是一座银色的城堡，纺车与城堡之间有一个身穿白衣的女孩。黛比告诉我这个女孩是睡美人。我心想，这里是与不朽有关的另一个联想。在睡美人的童话故事里，一个嫉妒心重的老巫婆没有被邀请去参加小公主的生日舞会，她给小公主下了一个诅咒：小公主 16 岁时，会在纺织时扎破手指而死去。国王拼命禁止在城堡里甚至在王国内使用纺车，以保护他的女儿。但是，公主 16 岁那年，来到了城堡顶层的一个房间，那里有一个老妇人在纺线。老妇人鼓励公主学习纺线。在纺线时，公主扎破了自己的手指，倒在地上。但是，公主没有死去，因为一位善良聪明的仙女把死亡的诅咒换成了让公主沉睡一百年。快到一百年时，一位王子发现了睡梦中的公主，他吻了公主，让她醒了过来，他们相爱结婚，从此过上了幸福的生活。

我把注意力集中在公主没有死去，只是在沉睡。黛比则聚焦于国王不让女儿学习纺线，阻止她长大。当黛比告诉我这一点时，我开始察觉：从某种意义上，黛比的父亲也在阻止她长大，因为他没有为黛比提供所需的教育。

黛比最后放进沙盘里的沙具是圣母玛利亚。她把圣母玛利亚放在沙盘左上方的一棵大树下面。黛比说她其实并不想把这个沙具放进去，因为她对宗教的象征持有疑虑，但是她内在有些东西促使她把它放了进去。

在黛比的下一幕沙盘场景（见彩色沙盘 14）中，内部的区域和外部的区域再一次联结在了一起，这次不是通过现成的桥，而是通过用湿沙堆成的堤道。黛比自己用湿沙建了这条堤道。她在更积极地尝试将内部和外部统一起来。外部区域不再空空如也，那里也有一些意象，包括几棵树，暗示着在彼岸成长的可能性。

沙盘右下角的五个沙具都与宗教和/或祖先有关。两个黑色的物品是图腾柱。在一些西北美洲原住民的宗教里，图腾柱把部落与他们的动物祖先联结在一起。两个图腾柱中间是一个十字军战士的头颅。十字军战士在中世纪的宗教战争中为宗教而战。这三个沙具的后面是一个克奇纳玩偶，身穿艳丽的衣服，头插羽毛。在一些西南美洲原住民的宗教里，克奇纳神表征着神话中的祖先。相邻的灰色的沙具是一位抱着孩子的玛雅人的神。

这次的沙盘中，位于内部区域的沙具少了一些。在初始沙盘中使用过的镶着珠子的蓝色的蛇被放在了沙盘的中心位置，五种光源围成一个圆形环绕在它周围：太阳、三个经常被当作灯来使用的玻璃瓶盖以及位于蜗牛头顶上方的一个小灯笼。光的出现，暗示着照明，是一种更宏大的意识，现在与蛇相联结。

蜗牛看上去正从外部区域爬进来。蜗牛通常被视为意识自我与更大的无意识之间的统一体，意识自我位于上部（坚硬的外壳），更大的无意识位于下部（柔软的下半部分）。由于其螺旋状的壳，蜗牛还被视为一种灵性的象征。蜗牛似乎正缓慢地将外部更为无意识的区域中的某些灵性的事物带入内部更为意识化的区域中去。

位于沙盘右下角的芭蕾舞女是黛比最后放进沙盘的沙具。她说她自己有个时期非常喜欢跳舞。她已经把自己生命中的一部分放入了外部的区域，放入了死亡之地。

黛比完成这个沙盘后，我做了一件自己很少做的事。我问她是否愿意再做一个沙盘。也许在某种水平上我感知到她需要机会，去创作一幕补偿性的沙盘场景。黛比对于我的建议似乎很高兴。

黛比开始做第二个沙盘（见彩色沙盘 15）。她先在沙盘左上角放了一个她称为"令人害怕"的人物，这个沙具通常被视为死亡的邪恶表征（彩色沙盘 15 中无法看见骷髅头）。稍后，她又把一只黑色的蝙蝠摆在了这个人物的下方。

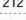

在沙盘的左下方，黛比摆了五个沙具——她称之为"噩梦般"的人物。他们都是菩提达摩，被截断了部分身体，没有腿或是没有眼皮。菩提达摩是印度的一位圣贤，他曾打坐九年，其间既不吃东西也不睡觉，等待开悟。他的腿在这九年里渐渐萎缩。有一次，菩提达摩太困了，闭上了眼睛——他如此讨厌自己，竟拔掉了自己的眼皮。这些多少有点怪诞的沙具可能反映出黛比对身体恶化的恐惧。对于身患癌症的人来说，对身体恶化的恐惧程度几乎和对死亡的恐惧程度一样高。

黛比还在沙盘中放了其他一些令人害怕的沙具：在位于沙盘中心位置的山上，有一张猥琐的脸、一个食尸鬼的头和一个怪异的且没有定型的生物。她在两座山的四周都放了鳄鱼，鳄鱼是吞噬性的。山下左边是一群老鼠，老鼠会啃咬。也许黛比觉得癌症正在啃咬和吞噬着她的身体。

老鼠的旁边是一个巫婆，她是一个消极的母亲意象，可能与黛比自己的母亲和/或我相联系。我坐在沙盘的左角处，靠近那个巫婆。沙盘的右上角处站着五个全副武装、攻击性非常强的士兵，这可能象征着黛比的愤怒。于是，恐惧和愤怒同时在这个沙盘里呈现出来。对于消极情感，黛比不再否定。

如果不是先做了那个更为积极的沙盘，我不知道黛比是否可以做出这个沙盘。或许因为之前的那个沙盘过于积极，她不得不做这个沙盘，这里必须有一种补偿性的体验。无论如何，黛比可以把她的恐惧和愤怒在沙盘中具体地呈现出来，由此可以在共同移情的安全氛围内、在深层的水平来体验它们。在创作一系列的沙盘期间，黛比从来没有直接谈论过其中任何一种情绪，在沙盘中表达与体验恐惧和愤怒已足够。

黛比在沙盘右下角放了一个手持魔法水晶的巫师，还放上了两只蝴蝶，蝴蝶通常被认为表征灵魂，就在巫师的上方。她说："我得有一个我的好东西。"我不会认为希望是在否认现实。当我们绝望时，希望是一种不可或缺的滋养。

在创作下一幕沙盘场景时，黛比从沙具架上取下了一个金色的和一个银色的王冠。她说这两个王冠表征着太阳和月亮。她试着把王冠放在沙盘中的不同部位，但她说觉得都不合适。最后，她把它们放在沙盘的左下方，用沙子把它们埋了起来，再在上面放了两只玻璃瓶盖。显然，王冠对她来说很重要，但她还没有做好准备去使用它们，于是她把它们埋起来，在埋藏地标上记号，这样在将来要用的时候就能找到它们。

黛比把那条令人熟悉的镶了珠子的蓝蛇拉伸开来，放在了一块巨大的浮木上，让它俯瞰着整个场景。在蛇的上方，她摆下了那架纺车，令人想起命运之轮无休止地转动。黛比再一次告诉我，睡美人的故事对她很重要，并且再一次把不能纺线和她因没有工作而感到愧疚联系在一起。黛比近于在责备她的父亲没有给她提供更多的教育。

黛比在沙盘里放上了两个摔跤手，并且评述了过去她常与妹妹之间发生的争斗。黛比不记得她们为了什么而争斗，但她知道她们一直在争斗。姐妹们通常互为对方的阴影——在这里黛比其实是想要和她的阴影搏斗。如果现在她能和她的阴影做斗争，那么她在离世之际可能会更为平和。

在这幕沙盘场景中，黛比还放了一群滑翔者，她把系在滑翔者身上的支撑线塞进了沙盘后面的沙具架上的一个瓶子里。她说："他们要往下滑翔了。"我想，当时她的意思可能是他们滑翔下来救她。我现在认识到，这还预见了一个主题，即在天与地之间有一种正在发展的联结。从这个沙盘开始，这一主题将变得越来越重要。

在黛比的下一个沙盘（见彩色沙盘16）中，她区分了男性特质和女性特质。她把一组与男性特质相关的沙具放在沙盘的右侧：一位小小的青铜战士、一只雄鹿、一头狮子和一头犀牛。放在沙盘左侧的是一组与女性特质相关的沙具：一条美人鱼、维伦多夫（Willendorf）的维纳斯、卧倒的母牛、抱着孩子的印第安女人、希腊的大母神和一个女人/一棵树。

整幕沙盘场景有一种与性欲相关的意味。几个沙具之间的组合可能指的是女性对男性授精的抗拒。处在沙盘男性特质一侧的大蛇，正在向沙盘的中心位置爬去，似乎要使位于沙盘中心的女性特质的水池受孕，但那条蓝色镶珠的蛇守护着水池。沙盘左上方的女人/树让人想起达芙尼（Daphne）的故事，她为了逃避阿波罗的追求而变成了一棵树。美人鱼有一条尾巴，取代了生殖器部位。也许在这幕沙盘场景中，黛比在潜意识层面承认她与丈夫之间的性关系不和谐，她也有责任。

身着白衣的男性死神手捧鲜花站在美人鱼身后。他与黛比在第三个沙盘中所用过的面目可憎的黑衣死神（见彩色沙盘15）不同。他看上去要把花送给美人鱼，这可能是在提早暗示：死神的到来是一种结合（co-niunctio）、神圣婚姻、爱之死（Liebestod）。

在这幕沙盘场景中，还有一些沙具暗示着新的开端的可能性。在沙盘的左上角，有一条龙守卫着一颗巨大的卵。在这颗生物层面的卵的前面，还有一颗宇宙之卵，被一条长翅膀的蛇环绕着。黛比再一次放入了圣母玛利亚。这位提供滋养和抱持的大母神的代表，也许可以帮助她抱持在沙盘中上演的男性特质和女性特质的分离和统一的体验。

黛比接下来的一个沙盘（见彩色沙盘17）中出现了更多的新发展——5个小婴儿位于沙盘的中心位置。沙盘的左上方有几位提供滋养的女性：怀抱孩子的印第安女人在温暖的火堆旁边；美洲原住民女人正在用谷物准备食物；一个女人肩扛着水罐。在沙盘左侧的中心位置有一棵树，树后面站着一头狮子。但狮子看上去没有任何攻击性，而是在提供保护。黛比在这里同时体验了滋养的女性意象与提供保护的男性意象，这些积极的意象也许能帮助黛比补偿她对现实中的父母所持有的大体上消极的意象。

沙盘的右下方有许多贝壳，以更为抽象的形式表征着女性特质。飞翔的海鸥表征着灵性。由于海鸥海陆空三栖，海鸥也可能象征着大海、陆地和天空三种要素之间的联结。

在沙盘的右上角，那条蓝色镶珠的蛇环绕着一棵高大的树，四周有4只鸽子。宇宙之树或世界之树，常常被描述为有巨型毒蛇环绕在树的底部；而一只鸟，通常是鸽子，位于树的顶端。据圣经记载，生命之树

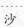

和知识之树结合在一起，就形成了宇宙之树。它也同时联结了三个区域：冥界、大地和天空。

黛比称这条蓝色镶珠的蛇为她的"签名蛇"，说她需要它在这里。盘绕的蛇形成了一个环形，被阳具般的树穿透，以象征的形式表征了神秘结合、神圣婚姻的另一种体验。

黛比的下一个沙盘（见彩色沙盘18）中摆满了星星。黛比用儿童积木做了一颗硕大的星星，然后把各种各样的星星摆在了沙盘左侧和右侧的山上。在第二个沙盘（见彩色沙盘14）里，黛比首次用沙子建造了一座自己的桥，联结已知与未知的堤道。这一次，她用积木做出了一颗自己的星星。她把星星放在沙上，再一次把天与地、已知与未知联结起来。

黛比用12块金币来装饰她自己做出来的星星，并放了两条蛇来保护它：一条充满民俗风味的蛇和那条被她视为"签名蛇"的蓝色镶珠蛇，那是她的本质特性。蓝色镶珠蛇有点安之若素，准备爬上右侧的高山，从大地攀上天空。在黛比的初始沙盘（见彩色沙盘13）中，蓝色镶珠蛇试图穿过一座联结内部和外部区域的水平的桥；在这里，它开始攀登联结大地与天空的高山。黛比再一次在已知与未知、生命与死亡之间建立象征性的联结。开始的时候，这种联结是水平方向的；现在，联结变成了垂直方向的。

在接下来的面谈中，黛比刚一来到就宣告说："我想停止治疗一段时间。我也停止了和某医生的分析。我想先休息一阵子。"我提醒她一个月以后我要去度假，她说她已经完全忘记了我会离开一段时间这件事。通过"遗忘"，她可以抵抗因我即将休假而产生的不适感。她自己先提出中断治疗，就可以避免被遗弃的体验。在我离开她之前，她可以先离开我。我们决定我走之前再约见一次，回顾一下她的沙盘幻灯片。

后来，黛比制作了她的下一幕沙盘场景（见彩色沙盘19），我认为这是一座与身体相关的沙盘。她先在沙盘的左侧放了一座塔或者说是佛塔，随后在沙盘左下方的中心位置放了一个花园水池。在某种层面上，这些可能表征着阴茎（高塔）和阴道（圆形的水池）。因此，黛比是在延续从早期的沙盘场景就开始的男性特质—女性特质的神秘结合的主题。

接下来，黛比在沙盘的右侧堆起了两座山。她对两座山审视了一段时间，在附近堆起了第三座山。后来，她告诉我，她堆第三座山的原因是避免那两座山看起来像两个乳房。接着，黛比在沙盘的左侧堆起了第四座山，在右侧三座山的山顶上各放了一颗玻璃球，在位于左侧的山的山顶上放了一颗蛋。最终的结果是，她不仅是做了两个或三个乳房，而是做了四个乳房，每一个乳房上都有一个直立的乳头！接着，黛比在位于沙盘右侧的山上放了一面镜子，又用沙子埋住镜子的一部分，她说她想让镜子看起来小一点。

黛比不想表现出想要被喂养（被否认的乳房）。她不想表现出想要被镜映（被部分遮盖的镜子）。她不想像小孩一样依赖自己的母亲。她对于个人的依恋疑虑重重，特别是在这一时刻——治疗将要被假期打断的时刻。然而，在她离开之前，她小心细致地用一条金色的链子和彩色的纱线，还有那条表明她的身份的蓝色镶珠蛇，把那些山峰串起来，于是所有的一切都联结在一起了。她说："我想让一切都紧密相依。"

在这次面谈中，黛比一直在和她的矛盾心理做斗争：她的依赖/独立、依恋/分离之间的冲突。她以"我想停止治疗"开始，却以"我想让一切都紧密相依"结束。

黛比的下一幕沙盘场景（见彩色沙盘20）的焦点是内部区域里的婴儿。4匹天蓝色的马包围着婴儿。天蓝色的马似乎在为婴儿提供灵性的保护，婴儿两侧的两根图腾柱则是提供来自祖先的保护。这一组沙具位于沙盘的中心位置，给人神圣诞生的印象。

我认为，对黛比而言，这幕场景与她新近出生的小孙子有关。她一直希望自己能够活着见到这个孩子——她的第一个孙子。这幕场景也可能把她对于不朽的暗想具体表现出来了：从后面的祖先到眼前的新生代。

黛比在这幕场景中所用的图腾柱要比之前的沙盘中所用的图腾柱高一些，是我收集的图腾柱中最高的一根。她把它放在山顶上，使山一直延伸到天空，因此再一次以垂直的方式把下面和上面联结起来。

黛比在沙盘的每个角落都放了特别有象征意义的沙具。沙盘右侧是两个女性特质的象征：右下角放着美人鱼，右上角放着希腊的大母神。沙盘左侧是两个男性特质的象征：左下角是十字军战士的头颅，左上角是一个查克穆尔（chacmool）的雕像。在托尔特克（Toltec）宗教中，查克穆尔是用来盛装人类祭品的心脏的容器，以供奉给雨神。这是求雨仪式的一部分，以乞求雨神降下甘霖，滋润新种下的种子，这样新生命就可以萌芽。这里再一次表现出牺牲与新开端、死亡与诞生之间不可避免的联结。

接下来的场景（见彩色沙盘21）中，恐惧回归了——5个菩提达摩再次出现在沙盘的左上方，摔跤手回到了沙盘的左下方。巨大的黑鲸和

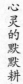

沙盘游戏：心灵的默默耕耘

白鲸在水中与摔跤手面对面，加深了它们之间正在进行的斗争——对立面之间正在斗争的印象。黛比早期和她个人阴影之间的斗争，也许现在已经扩展为更大层面的生命与死亡之间的斗争——与生命的阴影做斗争。冯·弗朗兹认为，一个即将死去的病人所做的搏斗的意象，是在与死亡展开搏斗（Von Franz，1987：22）。

有三个婴儿位于沙盘相反的一角，位置与摔跤手呈对角。一个婴儿在马车上，另外两个在地上。有龙护卫着他们。宇宙之卵就在他们身旁，那是诞生了宇宙的蛋。

在沙盘右下方，处在和5个可怕的菩提达摩呈对角位置的是一只毛毛熊，通常被视为温暖的母亲，旁边有一只强壮的鹿爸爸和小鹿宝宝。因此，这个角落里表征了不同物种的动物家庭。沙盘右侧的沙具组合补偿了沙盘左侧的那些消极意象。但是，并没有桥连接这些对立面，就让它们如常待在那儿。

做完这个"恐惧再现"的沙盘之后，黛比又做了一个具体表现她的愤怒的沙盘。在这幕沙盘场景中，她放置了一座火山，用来迸发愤怒中的炽热能量。在接下来的沙盘场景中，她放了一个香炉，这些愤怒的火焰被安全地装进了香炉里。黛比以潜在的爆炸性和安全地被包容这两种方式来体验愤怒。这一顺序与她在第三个沙盘（见彩色沙盘15）中的举动有些一致：她先向外传达出恐惧，继而传达出愤怒。在黛比的沙盘游戏过程中，她从未用言语传达过愤怒或恐惧。她只在沙盘中处理愤怒或恐惧。

在下一个沙盘中，一大片水域占据了沙盘中心的位置（见彩色沙盘22）。位于中央的小岛从水中冒出来。太阳照耀着小岛，两个婴儿躺在阳光下，一个用蓝色布料包裹着，一个用粉色布料包裹着：一个男孩和一个女孩。似乎表征意识的太阳已经从无意识的水中喷薄而出。随着这种意识的提升，黛比开始体验到了男性特质与女性特质之间的平等。通过在沙盘中创建这一性别平等的意象，她在转化她内在的男尊女卑的意象。黛比这种男尊女卑的感受，其根源可能来自她与父亲的体验，她的父亲认为女孩不像男孩那样值得接受更多的教育；同时也可能来自她与丈夫的体验，她的丈夫对她的需要不屑一顾，认为与自己的需要相比，妻子的需要无足轻重。

圆形的旅程围绕着水池，没有起点，也没有终点。这是一段循环往复的旅程，而不是直线的旅程。循环的方向是顺时针的，是进入意识的方向。

黛比接下来的沙盘场景（见彩色沙盘23）给人的整体印象是平和宁静，黛比称之为牧野风光。沙盘的右侧有一片水域，动物们都准备过来喝水。黛比在沙盘上方的中间位置放了一个农场主，他可以"照看一切"。接着，她把维伦多夫的维纳斯放在位于沙盘左上方的一群动物当中，说道："农场土地肥沃。"黛比在维纳斯的身旁摆了一个希腊的女神，说她近来经常想起自己的母亲。"我还记得我28岁那年，做了肾脏手术，听到妈妈走进门厅的脚步声。你生病的时候，就会需要母亲。"她对于父母的消极意象转化成了关心体贴的父母的意象。整幕场景不仅宁静安详，还充满了滋养与肥沃。

这一刻，黛比出现在沙盘室里，房间中有一种宁静祥和之感。她的身体很虚弱，需要拄着拐杖；她坐在那里，摆着沙盘。但她的声音听起来非常坚定，比之前很长一段时间更坚定。我感觉此刻在我面前的是一位外表柔弱但内心坚强的女人。她说她感觉很累，不再觉得她一定得做些什么。她不再因自己没有工作而感到愧疚。"没有什么关系。这种感觉很好。我不必按照某种方式来生活。"

在黛比的结束沙盘（见彩色沙盘24）中，蓝色镶珠的蛇盘成一团，位于沙盘的中心位置，它的头上戴着一顶金色王冠。在第四个沙盘中，黛比认为这顶金色王冠表征太阳，但把它埋起来了。在这里，她把太阳——王冠放在了蛇的头上。大地是蛇的栖身之所。黛比又一次同时也是最后一次，把天空和大地、未知和已知结合在一起。金色的王冠也可以被视为自性的意象，蛇则是她自己本质的存在。在这里，自性的神秘与她所有关于生命的体验的纯净精华相结合，并为之加冕。

蛇按逆时针方向盘绕，这是第一次出现这种现象。逆时针方向从传统来讲是指向下进入无意识。也许黛比感觉到，死亡时会出现一种逆转——已知与未知的逆转。死亡之际，已知、自我认同和"我"都将变成未知；表征个人自我的蛇将下沉并消失在无意识当中。但在死亡之际，他者、彼岸、未知都变成了已知。

位于沙盘左侧的圣母玛利亚站在一轮新月之上——新月位于大地之上。月亮与太阳一起回归。金色和银色的王冠现在位于地面之上——之前黛比把它们埋了起来，以备将来之用。在这个沙盘中，玻璃瓶盖现在位于底部中央的位置，它们曾在第二个沙盘中被蓝色镶珠蛇环绕，在第四个沙盘中又用于标记王冠的埋藏地。这些用作标记的玻璃瓶盖可以放在一旁了。

在之前的沙盘中出现过的一些动物见证了这场加冕。一个新的沙具出现了，位于沙盘顶部中心位置的右侧，它是一个橙色的美杜莎。黛比把美杜莎放进沙盘，她说："她力大无穷。我想我需要那种力量。我需要体力。"圣母玛利亚则给予她灵性的力量。

最后，黛比把两只蝴蝶放在王冠和蛇的上方，她曾经在第三个沙盘（见彩色沙盘 15）中用这两只相同的蝴蝶来表征希望。

黛比的身体越来越虚弱，完成最后的沙盘后，她无法来办公室了。在我的建议之下，我把她的沙盘游戏场景的所有幻灯片带去她家，和她一起回顾。她躺在沙发上。在我们观看幻灯片时，她会适当地做一些评论，有时候甚至会生动活泼地加以评论。看完所有幻灯片后，对她而言，似乎有一种解脱感。她似乎已经准备好迎接死亡了，不是大张旗鼓，也不是无可奈何，只是顺其自然地做好了准备。

每一周，在我们过去预约见面的那一天，我会在中午打电话给她，问她是否需要我在她之前的约见时间去她家里见她，这是那一天中我安排的最后的约见时段。有时她会接受我的提议，有时则说不需要。她总是对我打来电话充满感激。有一次，黛比说，她知道她就要死了，但又觉得不是那么回事。她补充道："当然，我怎么会知道呢？我之前从来都没有死亡过。"

我又要去休假了。去之前的几天，我打电话问黛比是否需要我去她家里看她。她非常疲惫，但她说她在前一天晚上做了一个梦，她想告诉我。说完她的梦以后，黛比说她喜欢这个梦；对她来说，把这个梦讲给我听，会让她觉得梦更真实。

这是我们最后一次联系。我度假回来后，黛比的儿子告诉我黛比已经离世。她去世的时候，非常平静，没有痛苦；直到最后一个晚上，才请她的医生来给她服用止痛药。去世前一个月，黛比庆祝了孙子的第一个生日。去世前一周，黛比的儿子和儿媳们来到她的床前和她告别。

结束之际，我想告诉你们我们最后联系时谈到的梦。黛比梦到：

> 我在一个乡村，四周环境优美。眼前是一栋白色的维多利亚式的房子，白色的栏杆环绕着白色的门廊。它是一种老式的房子，就像当年我们刚结婚时住过的房子，那时我丈夫正准备去研究生院。土地连绵不绝，绿意盎然。在几片田地之外，我看到有一群人。他们似乎正在挖坑。我想："他们正在挖我的墓穴，这就是我的葬礼。"这是一个美好迷人的地方。如果我可以选择我的埋葬之地，我会选择这里。

附　录　关于终期个案报告，我期待什么

　　首先，我期待终期个案报告能向我展示申请者学习并吸收从事心理治疗工作的基本原则并能够尊重这些原则：

　　(1) 接纳来访者/病人，尊重其独特性。

　　(2) 尊重与无意识的联结。

　　(3) 共情并欣赏沙盘游戏过程顺其自然地展开。

　　(4) 尊重病人的自我治愈。

　　(5) 不干扰来访者的沙盘游戏过程。

　　(6) 尊重来访者不同于自己的一些取向，包括宗教、文化和性方面的取向，同时对此保持一定的了解。

　　(7) 理解不同年龄、不同性别的人所承担的生活职责的差异。

　　(8) 关于急性和慢性躯体和心理疾病，对此有充足的知识储备，能在适当的时机转介给其他专业人士。关注毒品和乱伦问题。

　　(9) 有应对紧急状况的能力。

　　(10) 有能力识别大量存在的共同移情并给予恰当的回应。知道何时寻求专家会诊。

　　(11) 理解尊重治疗师与病人之间的界限的需要。保持合适的距离和热情来遵守这些界限。

　　(12) 一丝不苟地对待保密性原则和其他伦理问题。

　　(13) 做记录时小心谨慎，遵守规范。

　　当然，我不可能期望在一份报告中看到所有这些方面，我希望看到的是申请者在上述方面未曾失误。

　　其次，除了上述原则以外，我还期待个案报告能够表明申请者已准备就绪，可以被认可为合格的沙盘游戏治疗师：

　　(1) 有证据表明来访者确实已从治疗中受益，而且有证据表明沙盘游戏的使用对进展有显著贡献。

　　(2) 能够根据以下方面来理解沙盘中的沙具：

- 来访者个人的生活经历
- 来访者从小生活于其中的文化
- 原型的意义
- 同一个沙具出现在之前的沙盘当中
- 沙具摆放的次序，例如，摆的第一个、摆的最后一个
- 沙具摆放的顺序，例如，之前放了什么沙具，之后放了什么沙具
- 参照治疗师在房间中所处的位置，决定沙具放在什么位置
- 沙具对于来访者当前的个人意义，通常在回顾时才会知晓

（3）能够明了来访者如何在沙盘场景中使用沙具向治疗师表达愤怒、爱或其他情感，认识到治疗师在其中所扮演的角色。

（4）理解系列沙盘的进展，包括关注对沙子塑形或抚平沙子、三个维度的运用、边界的改变、沙具之间的相互关系、干沙与湿沙、活跃的与静止的布局、山水风景、混乱与和谐。

（5）能够在沙盘场景和其他数据之间建立联结，诸如梦、外在生活、过去的经历、家庭问题、共同移情以及身体状况。

（6）以荣格学派的理论和其他一些关于心理发展的基本理论为依据，如诺伊曼、弗德汉姆、温尼科特和克莱因所提出的理论。

（7）能正确使用诸如原型、象征、阴影、阿尼姆斯、阿尼玛、自性、曼荼罗和超越功能之类的术语。

（8）对一些在解析沙盘和梦时经常采用的框架有少许了解，如炼金术、脉轮、童话故事和神话等。能够清晰地把这些概念框架与临床素材以及有血有肉的人联系起来。

（9）准确地参考童话故事、神话和其他文学资源，恰如其分地把这些重要资源整合到文本当中，避免参考与个案没有显著关联的内容。

（10）避免依赖如食谱般的解释，包括对关于象征的书籍的过多参照与依赖。

（11）能够对沙盘游戏过程进行概括总结，让读者感受到沙盘游戏过程是一个富有意义的内在过程。

（12）简洁明了。

最后，我比较关注但我尽量让其不影响我的判断的几点：

（1）图片清晰。

（2）图片标题清楚并且一致。

（3）写作思路、语法、拼写清晰。

（4）所列参考资料准确无误。

凯·布莱德温的小诗

知晓你的恐惧
哀恸你的悲伤
珍视你的希望
尊重你的意愿

分享即馈赠
勇气可嘉
心存敬畏
善待失败

仇恨属于自己
嫉妒需加探索
愤怒出声表达
伤痛大喊哭诉

为爱而活
成就快乐
珍爱生命
崇敬死亡

参考文献

Allan, S. (1991) *The Shape of the Turtle: Myth, Art and Cosmos in Early China*, Albany, NY: State University of New York Press.

Amatruda, K. and Simpson, P. (forthcoming) *Sandplay – The Sacred Healing: A Guide to Symbolic Process*, Boston, MA: Sigo.

Ammann, R. (1991) *Healing and Transformation in Sandplay*, LaSalle, IL: Open Court.

Beebe, J. (1992) *Integrity In Depth*, College Station: Texas A&M University Press.

Bolen, J. (1984) *Goddesses in Everywoman*, San Francisco: Harper & Row.

Bradway, K. (1978) "Hestia and Athena in the analysis of women," *Inward Light* 41, 91: 28–42.

—— (1979) "Sandplay in psychotherapy," *Art Psychotherapy* 6, 2: 85–93.

—— (1982) *Villa of Mysteries: Pompeii Initiation Rites of Women*, San Francisco: C.G. Jung Institute of San Francisco.

—— (1985) *Sandplay Bridges and the Transcendent Function*, San Francisco: C.G. Jung Institute of San Francisco.

—— (1987) "What makes it work?," in M.A. Mattoon (ed.) *The Archetype of Shadow in a Split World*, Einsiedeln, Switzerland: Daimon Verlag, pp. 409–14.

—— (1990a) "A woman's individuation through sandplay," in *Sandplay Studies: Origins, Theory and Practice*, Boston, MA: Sigo, pp. 133–56.

—— (1990b) "Developmental stages in children's sand worlds," in *Sandplay Studies: Origins, Theory and Practice*, Boston, MA: Sigo, pp. 93–100.

—— (1990c) "Sandplay journey of a 45 year old woman in five sessions," *Archives of Sandplay Therapy* 3, 1: 68–78.

—— (1991) "Transference and countertransference in sandplay therapy," *Journal of Sandplay Therapy* 1, 1: 25–43.

—— (1992a) "Sandplay in preparing to die," *Journal of Sandplay Therapy* 2, 1: 13–37.

—— (1992b) "Sun and moon in sandplay," *Journal of Sandplay Therapy* 1, 2: 47–9.

—— (1993) "Sandplay toriis and experiences of transformation," *Journal of Sandplay Therapy* 3, 1: 32–43.

—— (1994a) "Sandplay is meant for healing," *Journal of Sandplay Therapy* 3, 2: 9–12.

—— (1994b) "Sandplay of 'home' and 'career' women: initial and final scenes," *Journal of Sandplay Therapy* 4, 1: 36–45.

Bradway, K., Signell, K., Spare, G., Stewart, C., Stewart, L. and Thompson, C. (1990) *Sandplay Studies: Origins, Theory and Practice*, Boston, MA: Sigo.

Bustard, R. (1973) *Sea Turtles: Their Natural History and Conservation*, New York: Taplinger.

Campbell, J. (1974) *The Mythic Image*, Princeton, NJ: Princeton University Press.

—— (1983) "The way of the animal powers," *Historical Atlas of World Mythology*, 1, London: Summerfield.

Carr, A. (1967) *So Excellent a Fishe* [sic], Garden City: Natural History Press.

Cavendish, R. (ed.) (1983) *Man, Myth, and Magic*, 5, New York: Marshall Cavendish.

Cram, R.A. (1966) *Impressions of Japanese Architecture*, New York: Dover.

Dieckmann, H. (1986) *Twice-told Tales: The Psychological Use of Fairy Tales*, Wilmette, IL: Chiron.

Edinger, E. (1985) *Anatomy of the Psyche: Alchemical Symbolism in Psychotherapy*, LaSalle, IL: Open Court.

Fordham, M. (1969) *Children as Individuals*, New York: Putnam's Sons.

—— (1978) *Jungian Psychotherapy: A Study in Psychology*, New York: John Wiley.

Freud, S. (1915) "Papers on technique of psychotherapy," *Standard Edition of the Complete Psychological Works of Sigmund Freud*, 12: 97–157, London: Hogarth.

Gassner, S., Simpson, H., Weiss, J. and Brunner, S. (1982) "The emergence of warded-off contents," *Psychoanalysis and Contemporary Thought* 5, 1: 55–75.

Gillmar, J. (1994) *Beauty as Experience and Transcendence*, Ann Arbor, MI: UMI Dissertation Services.

Goodheart, W. (1980) "Review of Langs' and Searles' books," *San Francisco Jung Institute Library Journal* 1, 4: 2–39.

Gordon, R. (1993) *Bridges: Metaphor for Psychic Processes*, London: Karnac.

Graves, R. (1957) *The Greek Myths*, 1, New York: George Braziller.

Jung, C.G. (1928) *Contributions to Analytical Psychology*, New York: Harcourt, Brace.

—— (1953) *Psychology and Alchemy, Collected Works*, 12, New York: Pantheon.

—— (1954a) *The Development of Personality, Collected Works*, 17, New York: Pantheon.

—— (1954b) "Psychology of the transference," *The Practice of Psychotherapy, Collected Works*, 15: 164–340, New York: Pantheon.

—— (1956) *Symbols of Transformation, Collected Works*, 5, Princeton, NJ: Princeton University Press.

—— (1961) *Memories, Dreams, Reflections*, New York: Pantheon.

—— (1963) *Mysterium Coniunctionis, Collected Works*, 14, New York: Pantheon.

—— (1967) *Alchemical Studies, Collected Works*, 13, Princeton, NJ: Princeton University Press.

—— (1969a) *Psychology and Religion: West and East, Collected Works*, 11, Princeton, NJ: Princeton University Press.

—— (1969b) *Structure and Dynamics of the Psyche, Collected Works*, 8, 2nd edn, Princeton, NJ: Princeton University Press.

—— (1971) *Psychological Types, Collected Works*, 6, Princeton, NJ: Princeton University Press.

—— (1973) *C. G. Jung Letters: 1906–1950* (ed.) G. Adler, Princeton, NJ: Princeton University Press.

—— (1976) *The Symbolic Life, Collected Works*, 18, Princeton, NJ: Princeton University Press.

Jung, E. (1957) *Animus and Anima*, New York: Analytical Psychology Club of New York.

Kalff, D.M. (1980) *Sandplay, a Psychotherapeutic Approach to the Psyche*, Santa Monica, CA: Sigo. A revision with a new translation of (1971) *Sandplay: Mirror of a Child's Psyche*, San Francisco: Browser.

—— (1991) "Introduction to sandplay therapy," *Journal of Sandplay Therapy* 1, 1: 7–15.

Kawai, H. (1992) "The sun and moon in Japanese mythology," *Journal of Sandplay Therapy* 1, 2: 39–46.

Kenton, E. (1928) *Book of Earth*, New York: William Morrow.

Kohut, H. (1984) *How Does Analysis Cure?*, Chicago: University of Chicago Press.

Kotschnig, E. (1968-9) "Womanhood in myth and in life," *Inward Light* 31: 16–30; 32: 5–23.

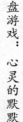

Langs, R. (1981) *Resistances and Interventions*, New York: Jason Aronson.

Lowenfeld, M. (1969) *Play in Childhood*, Portway Bath, UK: Chivers. (Originally published 1935 London: Gollancz.)

—— (1979) *The World Technique*, London: Allen & Unwin.

Menaker, E. (1974) "The therapy of women in the light of psychoanalytical theory and the emergence of a new view," in V. Franks and V. Burtle (eds) *Women in Therapy: New Psychotherapies for a Changing Society*, New York: Bruner/Mazel.

Mitchell, R. and Friedman, H. (1994) *Sandplay: Past, Present and Future*, London: Routledge.

Miyanoshita, H. (1964) *We Japanese*, Yokohama: Yamagata Press.

Neumann, E. (1959) "Psychological stages of feminine development," *Spring* 563–97.

—— (1973) *The Child*, New York: G.P. Putnam's Sons.

O'Connell, C. (1986) "Amplification in context: the interactional significance of amplification in the secured-symbolizing context-plus field," unpublished PhD dissertation, California Institute for Clinical Social Work.

O'Flaherty, W. (1975) *Hindu Myths*, Harmondsworth, UK: Penguin.

Rogers, C. (1942) *Counseling and Psychotherapy*, Boston, MA: Houghton Mifflin.

Romer, A. (1956) *Osteology of the Reptiles*, Chicago: University of Chicago Press.

Rudloe, A. and Rudloe, J. (1994) "In a race for survival," *National Geographic*, 185, 2: 94–120.

Rudloe, J. (1979) *Time of the Turtle*, New York: Alfred A. Knopf.

—— (1995) *Search for the Great Turtle Mother*, Sarasota, FL: Pineapple Press.

Ryce-Menuhin, J. (1992) *Jungian Sandplay: The Wonderful Therapy*, London: Routledge.

Searles, H. (1965) *Collected Papers on Schizophrenia and Related Subjects*, New York: International Universities Press.

Shuell, M. (1996) "The theory of sandplay in practice," unpublished PhD dissertation, California School of Professional Psychology at Alameda.

Signell, K. and Bradway, K. (1995) "Some answers to Skamania questions," *Journal of Sandplay Therapy* 5, 1: 16–35.

Spencer, M.J. (1977) "Mirror: as metaphor, as symbol," *Professional Reports, Fourth Annual Conference of the Societies of Jungian Analysts of Northern and Southern California*, 72–115, San Francisco: C.G. Jung Institute of San Francisco.

Stewart, L. (1992) *Changemakers: A Jungian Perspective on Sibling Position and the Family Atmosphere*, London: Routledge.

Thompson, C. (1990) "Variations on a theme by Lowenfeld," *Sandplay Studies*, San Francisco: C.G. Jung Institute of San Francisco.

von Franz, M.L. (1972) *Creation Myths*, Zurich: Spring Publications.

—— (1987) *On Dreams and Death*, Boston, MA: Shambhala.

Watson, J. (1992) "Pulling turtles out of the soup," *National Wild Life* April–May: 19–24.

Weinrib, E. (1983, 1992). *Images of the Self: The Sandplay Therapy Process*, Boston, MA: Sigo.

Wells, H.G. (1975) *Floor Games*, New York: Arno. (Originally published 1911 in UK. First US edition 1912, Boston, MA.)

Wheelwright, J.B., Wheelwright, J.H. and Buehler, J.A. (1964) *Jungian Type Survey: The Gray-Wheelwright Test Manual* (16th revision), San Francisco: Society of Jungian Analysts of Northern California.

Wheelwright, J.H. (1981) *The Death of a Woman*, New York: St. Martin's Press.

Williams, C. (1976) *Outlines of Chinese Symbolism and Art Motives: An Alphabetical Compendium of Antique Legends and Beliefs, as Reflected in the Manners and Customs of the Chinese* (3rd revision), New York: Dover.

Winnicott, D. (1971) *Playing and Reality*, New York: Basic Books.

参
考
文
献

心灵花园·沙盘游戏与艺术心理治疗丛书

图书在版编目（CIP）数据

　　沙盘游戏：心灵的默默耕耘 / （美）凯·布莱德温
（Kay Bradway），（美）巴巴拉·麦肯德
（Barbara McCoard）著；张敏，江雪华，范红霞译 . --
北京：中国人民大学出版社，2023.7
　　（心灵花园·沙盘游戏与艺术心理治疗丛书 / 申荷
永主编）
　　书名原文：Sandplay：Silent Workshop of the
Psyche
　　ISBN 978-7-300-31917-9

　　Ⅰ.①沙⋯ Ⅱ.①凯⋯ ②巴⋯ ③张⋯ ④江⋯ ⑤范
⋯ Ⅲ.①游戏—精神疗法 Ⅳ.①R749.055

中国国家版本馆 CIP 数据核字（2023）第 129562 号

心灵花园·沙盘游戏与艺术心理治疗丛书
主编　申荷永
沙盘游戏：心灵的默默耕耘
［美］ 凯·布莱德温　　　著
　　　巴巴拉·麦肯德
张　敏　江雪华　范红霞　译
Shapan Youxi：Xinling de Momo Gengyun

出版发行	中国人民大学出版社	
社　　址	北京中关村大街 31 号	**邮政编码** 100080
电　　话	010 - 62511242（总编室）	010 - 62511770（质管部）
	010 - 82501766（邮购部）	010 - 62514148（门市部）
	010 - 62515195（发行公司）	010 - 62515275（盗版举报）
网　　址	http：//www.crup.com.cn	
经　　销	新华书店	
印　　刷	天津中印联印务有限公司	
开　　本	720 mm×1000 mm　1/16	**版　　次** 2023 年 7 月第 1 版
印　　张	15.25 插页 5	**印　　次** 2023 年 7 月第 1 次印刷
字　　数	250 000	**定　　价** 68.00 元